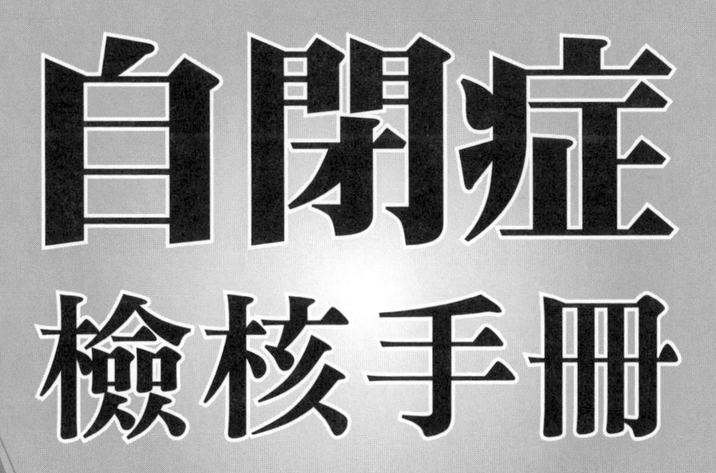

自閉症檢核手冊

——家長與教師實用指南

Paula Kluth & John Shouse 著

陳威勝、陳芝萍 譯

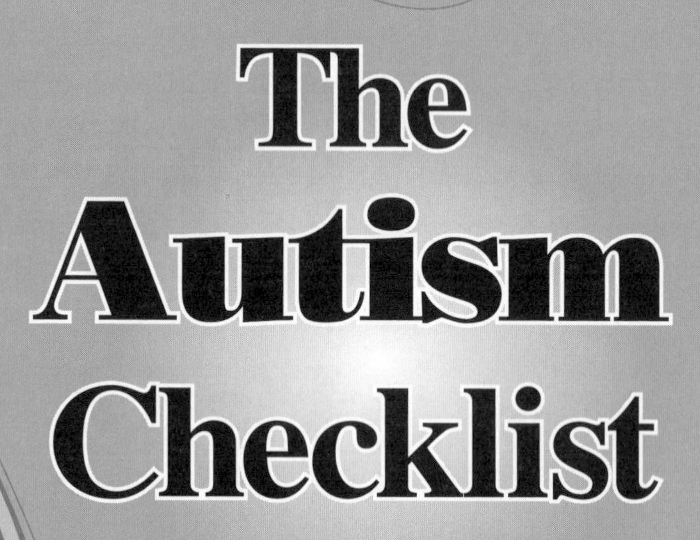

The Autism Checklist

——A Practical Reference for Parents and Teachers

Paula Kluth with John Shouse

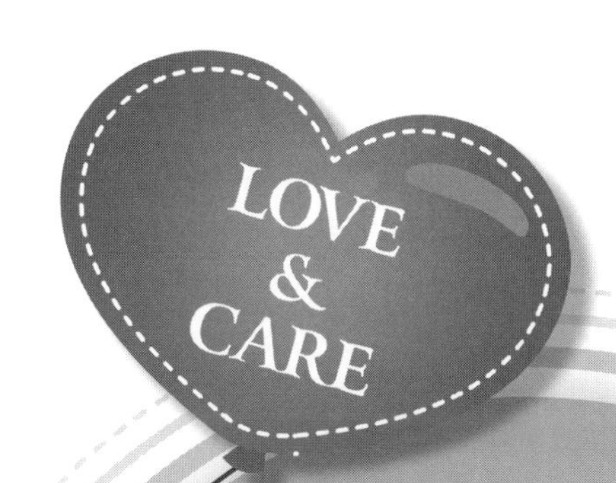

獻給位於光譜上的兒童
以及無私分享、
耐心教導、激發另類
思維的家屬

CONTENTS 目錄

CHAPTER TWO 第2章 家長版檢核表

CHAPTER THREE 第3章 教師版檢核表

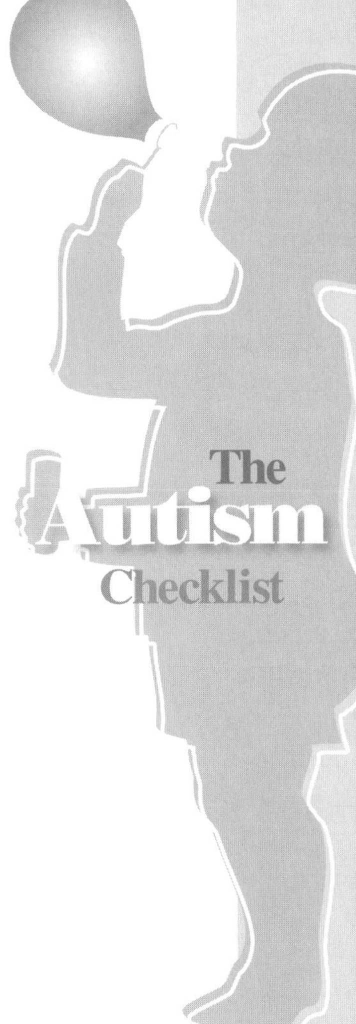

CONTENTS

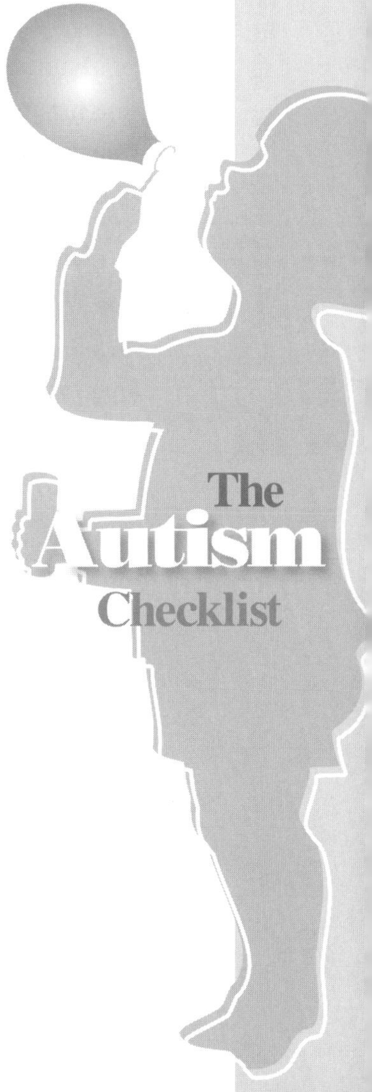
The Autism Checklist

作者簡介

Paula Kluth 博士是一位諮商師、倡議者、研究者和暢銷書作者，專長包括區分性教學，以及在融合班級中提供支持給自閉症以及嚴重失能的學生。Kluth 過去曾任大學教授，目前則擔任獨立顧問，服務教育人員、倡議團體以及失能學生的家庭。

Kluth 是多本書籍的作者或共同作者，包括：《愛上小雨人：自閉症參與融合教育完全手冊》（*"You're Going to Love This Kid!": Teaching Students with Autism in the Inclusive Classroom*）（Brookes, 2003；中譯本由心理出版社出版）、《給他鯨魚就對了：利用魅力、專長領域與優勢，支持自閉症學生的 20 種方法》（*"Just Give Him the Whale!": 20 Ways to Use Fascinations, Areas of Expertise, and Strengths to Support Students with Autism*）（與 Patrick Schwarz 為共同作者；Brookes, 2008）、《有趣的學習：融合教室中的主動與合作學習》（*Joyful Learning: Active and Collaborative Learning in the Inclusive Classroom*）（與 Alice Udvari-Solner 為共同作者；Corwin, 2007），和《與你分享：教導自閉症學生的讀寫能力》（*"A Land We Can Share": Teaching Literacy to Students with Autism*）（與 Kelly Chandler-Olcott 為共同作者；Brookes, 2007）。

想要聯絡 Kluth 進行諮商或談話，請前往 www.paulakluth.com。

John Shouse 是三名孩童的父親，包括患有自閉症的 13 歲兒子 Evan。Shouse 在 Evan 2 歲時被診斷為自閉症後，即投入自閉症的倡議。Shouse 擔任中田納西州自閉症協會理事長 6 年，以及美國自閉症協會國際委員會副主委 4 年。2003 年從決策領導研究班畢業後，Shouse 即在田納西州及全國各地積極倡議地區學校的融合教育實務。他時常在全國及區域性的研討會中演講，談論自閉症及其他失能孩童之父親所面對的特殊問題，以及失能孩童之祖父母在教養上面臨的喜悅與挑戰。

譯者簡介

陳威勝

現　職：臺北市立陽明教養院保健課課長
　　　　臺北市職能治療師公會理事

學　歷：臺灣大學職能治療碩士
　　　　臺灣大學職能治療學士

經　歷：臺北市立陽明教養院職能治療師
　　　　國泰綜合醫院內湖分院身心科職能治療師

著譯作：著有《精神健康職能治療——理論與實務》；譯有《打造感覺統合的橋樑——自閉症及其他廣泛性發展障礙兒童的治療》、《兒童感覺統合——學齡前教師指南》、《兒童與青少年心理健康職能治療》、《幼兒教育導論》、《職能治療實務——臨床病歷撰寫》、《學齡前兒童精神健康手冊——發展、疾病和治療》及《青少年／成人感覺處理能力剖析量表（中文版）》等書。

陳芝萍

現　職：涵宇康復之家負責人兼職能治療師

學　歷：臺灣大學醫學工程研究所博士候選人
臺灣大學職能治療學士

經　歷：臺灣職能治療學會秘書長
吳復健科職能治療師
臺大醫院精神醫學部職能治療師
振興醫療財團法人振興醫院精神醫學部職能治療師

著譯作：著有《精神健康職能治療——理論與實務》；譯有《打造感覺統合的橋樑——自閉症及其他廣泛性發展障礙兒童的治療》、《兒童感覺統合——學齡前教師指南》、《兒童與青少年心理健康職能治療》、《幼兒教育導論》、《職能治療實務——臨床病歷撰寫》、《學齡前兒童精神健康手冊——發展、疾病和治療》等書。

前言

雖然對於自閉症、亞斯伯格症候群以及「光譜上」的生活已有許多的瞭解，但對於自閉症標籤者、他們的家屬及教師而言，仍難以瞭解應從何處開始尋求答案。過去，要取得任何資訊都是很困難的，而近數十年來，雖然出現大量的資訊，但並非都是有用或具備足夠的敏感度。

因此，我們撰寫此書，以有用、經過深思、資訊豐富、尊重、可近性高的方式，迅速提供人們解答與基本資訊。我們大幅引用光譜上之人們的詞彙與經驗，提出本書的建議。我們也檢視相關研究，並將我們的親身經驗謹記在心。我們認為這樣的結果將可成為簡單易懂的指引，提供讀者尋求有關診斷、健康與安全、社區與居家生活、教與學、就學與關係建立等問題解答的起點。

《自閉症檢核手冊》的第 1 章是關於自閉症標籤及診斷本身的內容，包括特性、診斷工具、相關病症。另外兩章的設計是為了滿足不同族群的需求。一章完全針對學校人員的需求，將有助於教師、輔助性專業人員、治療師、社工員、心理師及行政人員滿足位於光譜上之學生的特殊需求。最重要地，我們以條列方式呈現，旨在激發教育者為光譜上的學生創造出更具關聯性與溫和的支持方式，並建構更有回應性的教室。另一章則針對光譜上的人們及其家屬所設計，我們希望此章可提供家庭建議，建構更為安全、平靜且快樂的經驗。此章的出發點是讓家庭可自在準備出航，去擁護、倡議他們的學齡孩童。在這兩章之後，讀者將可看到檢核表的彙整，提供「更多有用的居家和學校策略」。與此章檢核表有關的主題包括（但不僅限於）感覺問題、動作差異、溝通，以及幫助個人去處理壓力與改變。因為我們知道這本書可能是讀者的第一個資源，故本書最後一章完全是我們對未來進行之研究與探索的建議。

無論你是否瞭解自閉症或是否具有相關經驗，我們相信你將會在本書發現一些可回答問題、驗證信念或提供新洞察的訣竅、資訊或資源。此外，我們希望能夠幫助你學習並瞭解自閉症，以及你生活周遭的自閉症光譜族群。

致　謝

在許多人的協助下，我們得以形成概念並完成此書，尤其是位於光譜上的朋友與同仁，不斷教導我們、挑戰我們以及協助我們去幫助其他人。我們要特別感謝 Jordan Ackerman、Jamie Burke、Michael John Carley、Judy Endow、Dena Gassner、Ruth Elaine Hane、Stephen Hinkle、Eugene Marcus、Barbara Moran、Jerry Newport、Sue Rubin、Jenn Seybert、Stephen Shore、Liane Holliday Willey。

此外，我們的配偶與小孩對我們的工作均全力支持，即使會中斷我們的相處時間，也讓我們花時間去撰寫、校對、編輯此書，並花時間進行電話討論。謝謝你們：Todd、Erma、Willa、Janet、Emma、Evan 和 Brendan。

譯者序

隨著國際健康功能與身心障礙分類（International Classification of Functioning, Disability, and Health，簡稱 ICF）從「疾病和障礙」導向「功能和參與」的演進過程，對身心障礙人士的服務觀點，亦從「教育和訓練」導向「促進和支持」；自 2012 年起，更需利用 ICF 的模式重新鑑定、換發身心障礙手冊。

譯者任職的臺北市立陽明教養院，安置近 400 位中重度智能障礙合併多重障礙之身心障礙院生，平均年齡 32 歲，其中亦包含自閉症光譜族群在內。面對成年甚或老年身心障礙人士的需求，教養院提供的服務亦從特殊教育和復健訓練，轉型為身心靈全方位服務，強調身心障礙人士的選擇、參與、助人與自我實現，從支持的角度，提供身心障礙人士及其家庭服務，例如社團活動計畫、志工小幫手計畫、親子關係培力計畫、社區工作自我實現計畫等，與本書的內容有許多相似之處。

本書透過精簡扼要的五個章節，從支持的觀點提供條列式重點摘錄，可讓教師與家長快速上手，是一本相當實用的工具書。建議讀者可利用檢核手冊，逐條檢視是否確有運用於自閉症光譜族群的照護服務過程，提供可滿足自閉症光譜族群需求的支持。

本書的順利出版，除要感謝出版社的選書以及對專業的支持外，還要感謝我們的啟蒙老師黃曼聰老師早期在臺大醫院以讀書會的方式，讓我們對專業書籍的閱讀與翻譯產生興趣。黃老師一生對專業的堅持與奉獻，以及她對年輕學子的提攜與鼓勵，對許多人都留下了不可抹滅的回憶與影響，謹以此書表達對黃曼聰老師的追思與感恩。

陳威勝

2011 年 10 月

CHAPTER ONE

第1章

自閉症與亞斯伯格症候群的基本資訊

前言

自閉症是相當新的診斷，自 1940 年代後才被辨識出來並進行研究。之後陸續對自閉症及自閉症光譜有較多的瞭解，但目前大部分的知識均集中在過去數十年內。因此在 1950、1960、1970 年代的自閉症家庭，對於診斷、治療、教育的經驗，和目前大部分家庭的經驗極為不同。

過去十年尤其是與自閉症及亞斯伯格症候群有關之報章雜誌、書籍（包括自傳）、電視節目、電影、臨床研究劇增的時代。我們瞭解的比過去更多，但此同時，標籤與障礙仍是新的領域，我們所不知道的仍超過我們現有的知識。

定義自閉症的困難度，在於專業術語、標籤及光譜生活特質等領域間，仍有相當大的差距。例如某些學派擁護者將自閉症視為障礙、疾患且綜合許多功能缺陷。其他學派擁護者將其視為差異性的集合，包括重要且有用的部分，以及具挑戰性的部分。即使是位在光譜上的人們，也可能對這些概念有不同意見，因為有些人會想要治癒；有些人對診斷感到自豪且重視他們的自閉特質；有些人對此主題具有混合的感受，雖因為自閉症的症狀而感到受挫，但亦感激伴隨而來的天賦。我們強烈感受到位於光譜上的個體、愛他們的人、支持他們的人、參與自閉症和亞斯伯格症候群研究的人，必定亦察覺到此多元性，因而無法推定其中一種觀點作為該社群中的共通觀點。此外，應該也會發現，光譜上的個體對自閉症的經驗均不盡相同，因此，不僅我們的觀點如此多樣化，自閉症的真實表現亦是如此。

這些特殊的差異性，使本書第 1 章的寫作難上加難，即便是在一開始決定使用何種語言去定義及描述自閉症光譜。我們曾經以多種不同的方式去處理此問題。首先，我們在此章使用不同的標籤試著去闡述自閉症所呈現的不同樣貌及其在文獻中的多元陳述。我們有時會談到**自閉症光譜**（autism spectrum），有時則會使用**自閉症及亞斯伯格症候群**（autism and Asperger syndrome）。不過，本書並不使用**疾患**

（disorder）這個詞彙，因為我們感覺該詞彙過於侷限，且有時明顯名不副實。

另一種我們嘗試去彰顯讀者看待及理解自閉症之多元方式的選擇為保持本書使用語言的中立性（例如，使用**差異**[differences]而非**缺陷**[deficits]）。我們也認為此種語言較為精確，因為光譜上的人們，在被視為有缺陷之領域中奮力前進時，常具有多種奇異且獨特的能力表現。在我們討論對自閉症的瞭解時，也試著避免過於武斷，因為對其瞭解仍持續變動中。最後，身為研究學者（Paula）與自閉症孩童的家長（John），我們試著使用至少兩種不同的有利觀點，去建構這些檢核表。運用第三種且極為關鍵的觀點——位於光譜上之人們的自我觀點——我們仰賴對自身生活的觀察、與位於光譜上之友人及同事進行的對話，以及許多自閉症及亞斯伯格患者的自傳。

我們希望第 1 章列出的十二份檢核表，可釐清你對自閉症、亞斯伯格症候群及相關診斷可能出現的混淆。因為自閉症光譜極為複雜且多元，我們納入許多以提供自閉症光譜基礎知識為目的之檢核表，例如「對自閉症的瞭解」及「何謂**自閉症光譜？**」。其中一份檢核表將描述與自閉症有關的病症，第四份檢核表則包含所有與光譜生活有關的正向特質。第六份提供讀者基礎知識的檢核表，稱為「自閉症的迷思與事實」，將處理對自閉症許多層面的誤解，包括認知能力、學者行為與技巧、社會傾向。

本章特別保留兩份檢核表給診斷及篩檢知識使用。一份針對自閉症的早期徵兆且涵蓋四種不同領域：語言和溝通、社交技巧、感覺問題、行為。另一份檢核表列出篩檢及綜合評估所使用的工具。

其餘檢核表提供各種自閉症指標的知識，包括溝通差異、社會差異、動作差異、感覺差異，以及熱情、興趣與迷戀。

我們希望開頭的第 1 章可帶來一些澄清、解答一些問題，並為讀者建立學習與理解本書其餘內容所需要的基礎。

1.1 對自閉症的瞭解

1943 年，Leo Kanner 發表第一篇辨識目前我們稱之為**自閉症**的文章。Kanner 觀察到有些孩童不符合其他已知的疾病型態，因而提出了新的分類，將其稱為「幼兒自閉症」（early infantile autism）。相異於 Kanner，Hans Asperger 在同一時期發現相同的結果，但他認定的病患都具備語言能力；因此他使用亞斯伯格症候群（Asperger syndrome）描述此族群。以下為 1940 年代之後我們從自閉症及亞斯伯格症候群學到的一些基本原則：

- 有一些人，包括許多位於光譜上的人並不將自閉症與亞斯伯格症候群視為障礙（disabilities）。事實上，有些人將自閉症理解為人類的一種先天成分，且許多人將此天賦視為光譜生活的一部分。
- 在 2007 年，疾病控制與預防中心（Centers for Disease Control and Prevention）所發布的資料指出，美國大約每 150 名 8 歲孩童就有 1 名屬於自閉症光譜。
- 自閉症有時被稱作一種發展障礙（developmental disability），因為會在 3 歲前出現，並因而在一生之中造成許多領域的遲緩或顯著差異。
- 自閉症的原因或成因仍然不明。
- 因為兩件事情，人們認為自閉症具有基因因素：雙胞胎研究以及手足的發生率較高。不過，仍未精確瞭解基因扮演的角色以及是否所有自閉症案例均有基因根源。
- 自閉症的診斷方式為訪談、觀察性工具、檢核量表；自閉症或亞斯伯格症候群並無生物標記（biological markers）存在。並沒有血液檢驗、腦部掃描或其他醫學評量工具可用來診斷自閉症。
- 自閉症常在 3 歲時被診斷出來，有些案例甚至在 8 個月大時即被診斷。研究人員目前正致力於能夠在 1 歲或更年幼時診斷出自閉症的評量工具。

- 許多光譜上的人在兒童期完全沒有被診斷出來，在成人期才被診斷為自閉症並非罕見（有時候是因為他們的孩子出現診斷），亞斯伯格症候群尤其如此。
- 1990 年代與 2000 年代比起過去數十年，診斷出更多標籤為自閉症光譜的族群。學齡孩童被歸類為光譜族群的人數，從 1994 年的 22,664 人增加到 2006 年的 211,610 人（IDEA data, 2009）。
- 目前並無藥物可「治癒」自閉症或相關症狀。不過，有些藥物有助於減輕或緩解相關症狀。例如 fluoxetine（Prozac）與 sertraline（Zoloft）均通過美國食品及藥物管理局（FDA）的核准，用在 7 歲或更大的強迫症孩童身上。
- 我們對自閉症及亞斯伯格症候群有許多刻板印象存在。例如人們可能會相信光譜上的每個人都會抗拒他人的碰觸，或他們均很喜愛音樂。當然，現在我們知道光譜上的每個人都有各自的需求、能力、天賦、才能與挑戰。並沒有任何一組自閉症及亞斯伯格症候群都會經歷的困難存在，也沒有任何一組對所有被標籤為自閉症光譜之族群均有助益的支持存在。

1.2 何謂自閉症光譜？

自閉症光譜（autism spectrum）被用來描述包括自閉症、亞斯伯格症候群、廣泛性發展障礙／未分類（pervasive developmental disorder/not otherwise specified, PDD/NOS）、兒童期崩解症（childhood disintegrative disorder）、雷氏症候群（Rett syndrome）及 X 染色體脆折症（fragile X syndrome）等特徵。因為不同的自閉症個體會有差異極大的症狀、特性與能力表現，但仍具有某些共通的核心表現，故自閉症被描述為光譜的一部分。以下是自閉症光譜最常見的基礎特徵：

- 自閉症人士常會有其差異性——有些不明顯但有些極為明顯——至少在兩個領域：社交與溝通。他們在與動作表現、物我關係及生活作息有關的行為表現上，也具有獨特的差異性。
- 亞斯伯格症候群的特性表現在社會互動及行為表現、興趣和活動上的差異性，但在語言及認知發展或適應行為上，普遍並無遲緩。
- PDD/NOS 的診斷發生於不符合自閉症或亞斯伯格症候群的條件，但個體表現出與這些診斷相同的差異類型時（例如社交技巧、溝通技巧或與動作表現、物我關係及生活作息有關的行為表現差異）。例如，這些個體可能會有語言問題、出現重複性的行為或聽覺上的過度敏感。
- 雷氏症候群也隸屬於自閉症光譜，因為具有許多與自閉症及亞斯伯格症候群相同的特性。這是出現在嬰兒且幾乎僅出現在女孩的一種特殊發展障礙，常會被誤診為自閉症。雷氏症候群會表現出與自閉症相似的症狀，包括重複性的動作（例如扭動或緊扣雙手）、逃避眼神交會、踮腳尖走路。他們的肌肉張力較弱，且會表現出動作問題。
- 兒童期崩解症是隸屬於自閉症大傘下的另一種特徵。被標籤為兒童期崩解症的孩童，在 3 或 4 歲之前具有正常的發展，之後則會失去社交、溝通與其他技巧。兒童期崩解症時常會和晚發型自閉症（late-

onset autism）混淆，因為兩者均會在正常的發展後，伴隨技巧喪失。依據醫學專家的意見，自閉症和兒童期崩解症之間的差異，在於自閉症一般出現在更幼小的階段、較為常見且技巧的喪失較不明顯。

- X 染色體脆折症有時會被歸類為自閉症光譜的一部分，因為有些人（但非所有人）也會同時表現出自閉症的症狀，包括特有、典型的身體與行為特徵，以及言語（speech）和語言（language）發展上的遲緩。X 染色體脆折症會經由未出現此種遺傳性外顯病徵的家人遺傳至後代，且較常出現於男孩。身體的特徵包括耳朵較寬且較長，且男孩會有比較大的睪丸。與自閉症相似，X 染色體脆折症的患童可能會有感覺動作的問題、焦慮與學習能力的落差，且可能會出現重複性的行為。

1.3 與自閉症有關的常見病症

因為自閉症本身的複雜性，被標籤為自閉症的人士會遭遇不同的問題，需求也有所不同，因此，去瞭解、檢測或觀察自閉症光譜族群的身體問題、精神狀況，甚至疾病，都是很困難的。例如，一位缺乏口語能力的人士可能會感到憂鬱，但身體卻難以哭泣或做出臉部表情的變化。因此，很重要的是所有相關人員（包括自閉症個體本身）能夠警覺到某些最常見的併發症。下面所列，有些需要特別的關注與支持，有些則僅需能夠辨識並在發展教育或職業發展計畫、任何醫療處置或找出潛在支持時，將其納入考量。以下是最常與自閉症和亞斯伯格症候群同時出現的部分病症：

- 焦慮疾患（anxiety disorders）。
- 雙極性疾患（bipolar disorder）。
- 腸道疾病。
- 憂鬱。
- 閱讀障礙（dyslexia）與其他學習障礙（learning disabilities）。
- 胃腸疾患。
- 強迫症（obsessive-compulsive disorder）。
- 恐懼症（phobias）。
- 異食症（pica）。
- 癲癇發作（seizures）與癲癇症（epilepsy）。
- 睡眠障礙（sleep disorders）。
- 妥瑞症候群（Tourette syndrome）。
- 結節性硬化症（tuberous sclerosis）。

1.4 與自閉症有關的正向特質

我們相信，目前的研究與媒體，對於自閉症的相關缺陷與困難已有非常多的著墨與討論，但是對於自閉症**能夠**做的事情——甚或更為重要的——能夠比光譜外族群表現得**更好**的事情，觀察仍嫌不足。這並非表示我們未發現或瞭解自閉症光譜族群所面對的所有困難。我們時常過於著重自閉症標籤在面臨生活中許多感覺、溝通及動作問題時的痛楚與挑戰。然而，我們認為學習自閉症伴隨而來的能力、優勢與技巧，才是關鍵。以此觀點為基礎，將可建構支持系統、強化對自閉症的瞭解，並邁向成功。因此，我們將與光譜生活有關的最常見正向特質，彙整於下：

- 美術能力。
- 注意細節。
- 創造力。
- 活力。
- 在數學、音樂或學習新語言時的特殊技巧。
- 過度講究。
- 記憶力強。
- 誠實。
- 獨特性。
- 正直。
- 敏銳的觀察技巧。
- 井然有序的習慣。
- 整潔乾淨。
- 態度客觀。
- 創意思考。
- 熱情。
- 完美主義論。

・古怪的幽默感。
・使人耳目一新的觀點。
・可信賴。
・不屈不撓。
・高竿的機械技巧。

請記住，大部分的自閉症光譜人士其實是和其他人一樣，只有一些人顯得比較獨特。而自閉症和亞斯伯格症候群也和所有人一樣，具有他們各自**獨特的**天賦。

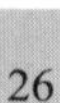

1.5 自閉症的早期指標

本章的其他檢核表，提供了許多有關自閉症光譜族群常見差異的詳細資訊。這個特殊的檢核表並不是為了說明自閉症和亞斯伯格症候群的所有特性；而是家長及專業人員時常在確診孩童身上觀察到的表現。以下簡要的檢核表，可作為考慮進一步評估的起始點：

‧語言和溝通‧

- 比其他孩童晚開口說話，或完全不會說話。
- 對自己的姓名缺乏反應。
- 不會牙牙學語、用手去指或做出容易被詮釋為溝通的姿勢。
- 以異常的聲調或節奏說話（例如誦經的方式）。
- 特殊的語言使用方式（例如「玩弄」文字，但無法功能性地運用文字，或是會使用影片中的字句甚或完整的腳本內容進行溝通）。
- 使用自己獨創的語言或溝通方法（其他人不瞭解或只有一些人瞭解）。
- 習得語言技巧，但逐漸或突然失去這些技巧。

‧社交技巧‧

- 極為獨立。
- 逃避眼神接觸和／或使用周邊視力（peripheral vision）。
- 以獨特且極具個人特性的方式與他人接觸，例如在他人附近踱步（而非坐在旁邊）、給他人物品（而非擁抱）或在他人附近玩自己喜歡的遊戲（而不會和其他人一起參與活動或遊戲）。
- 以異於大多數孩童的方式玩玩具（例如排列玩具車或貨車，而不是在地板上「開車」，或旋轉飛盤而非拋扔）。
- 對某些活動可持續、長時間參與（例如排列串珠或將杯子裝滿水）。
- 耗費許多時間與精力在整理玩具或環境上。

- 對某些玩具、物品或事件具有特殊的依附（例如重複檢查某本特定的小手冊，或隨身帶著喜愛的梳子）。
- 習得某些社交技巧，然後逐漸或突然失去這些技巧。

・感覺問題・

- 抗拒某些類型的摟抱、握手而渴求其他類型的感覺刺激（例如喜歡被緊緊抱住並被「壓住」，但不喜歡握手）。
- 喜歡觸摸或磨蹭某些質料、讓水流經雙手或將手插入沙中。
- 通常對光線、聲音、觸碰、味道過度敏感，在「感覺負荷過量」（sensory overload）時，可能會覺得不舒服甚或感到痛苦。
- 抗拒某些食物，喜歡的飲食極為有限。
- 對疼痛具有高度的耐受性。

・行為・

- 需要大量動作及運動。
- 踮腳尖走路或怪異的動作方式。
- 出現睡眠問題。
- 出現重複性的動作，例如搖晃、旋轉或拍手。
- 出現特定的儀式行為與作息（例如將所有房門關上或依顏色排列樂高積木）。
- 因為作息或儀式行為的改變而表現出挫折甚或苦惱。
- 著迷於物體的某個部分，例如輪胎的輪輻或玩具火車橋的移動物件（譯者註：即會動的部分，如玩具火車）。

1.6 自閉症的迷思與事實

勝於過往，現在可以更容易搜尋到許多關於自閉症的資訊，來源管道包括網際網路、電視、電影、書籍與研討會議。不過，蜂擁而至的研究、指引與案例故事不僅帶來準確的解答，也夾雜錯誤的資訊。經由接下來的檢核表，我們將盡力釐清關於自閉症最常見的迷思。

迷思：大多數自閉症個體均有相同的特性、需求及優勢。

事實：因為自閉症光譜族群具有許多共通的特質，可能有人會認為「如果你瞭解一位自閉症人士，即已瞭解每一位自閉症人士」。換句話說，有些人可能會假定若你遇見光譜上的孩童，你就可以知道未來遇到另一位光譜孩童時，你可抱持的預期心態。但這才是不爭的事實：如果你瞭解一位自閉症人士，你就真的僅瞭解這一位自閉症人士。光譜上的人在能力、天賦、困難與障礙上，具有極大的差異。這種差異是讓診斷如此複雜的原因之一；光譜上的一些人會發現緊抱和擁抱的感覺很舒服，但其他人則會發現負荷過量。有些個體非常以精確性作為導向，而希望在所有生活環境中都能夠井然有序；其他則較具彈性，且似乎不會因為嘈雜或混亂而遭受干擾。總而言之，自閉症族群是極具差異性的族群。

迷思：自閉症學生時常「活在自己的世界中」，因而容易與人們疏離而沉浸於自我的環境中。

事實：自閉症人士確實會「溜走」，且有時會專注於自我（尤其是面對壓力、無趣或挫折時）。不過，那些看起來不專心或專注於其他地方的人，有時只是因為無法如他人般維持視覺專注力或肢體語言，而這些與專注力、注意力、興趣及活動參與均有關聯性。例如，凝視規避（gaze avoidance）意指當事人無法聆聽說話者以及處理輸入的訊息，而又同時接收眼睛與臉部的所有非語言溝通。因此，為了聆聽口語溝通，個體可能會看往別處。相似地，在眼前撥弄手指並背對著老師的孩童，可能極為專注並投入課堂。事實上，在某些案例中以及對某些人而言，這些行為可能反映出孩童試著讓自己持續坐在座位上並保持平靜。事實上，若坐著不動或需面對老師時，重複性的行為可能有助於放鬆與長時間的聆聽。

對其他人而言，這種疏離可以是一種保護形式。孩童專注於內在自我，可能是因為環境中的噪音或是因為無法理解新奇的情境所致。在這些情況下，阻斷外在刺激可視為一種有用的能力或技巧，因此不一定需將其視為當事人不想要社會化、與他人來往或投入群體的佐證。

迷思：光譜上的人士比較喜歡孤獨，且對社會化或交朋友不感興趣。

事實：自閉症光譜上的兒童與成人時常會有強烈的交友與社會化慾望，但必須極為奮力地學習或運用發展關係或「經營」社會情境所需的行為。如同具有亞斯伯格症候群的 John Elder Robison 在其自傳中的記載：「我無法與其他孩童交談，但我對自己的感覺非常清楚。**我一點也不想要孤獨**。那些所有述說『John 比較喜歡自己一個人玩』的心理學家，都錯得相當離譜。我自己一個人玩是因為我不會與其他人一起玩。」（Robison, 2007, p. 211）。因此，光譜上有許多人需要協助以發展社會技巧與詮釋社會行為的能力。未被標籤為自閉症的我們，可能也需要睜開眼睛面對每個人均有不同之社會化程度的事實。並非所有人都喜歡經由參加派對或長時間之對話來達到社會化的過程。許多人會選擇玩遊戲、散步或只是聆聽音樂的方式，與社會連結。

迷思：光譜上的大多數成人均無法享有良好的生活品質。

事實：許多光譜上的人士都過著完美且滿意的生活。更甚於以往，有更多光譜上的人士追逐高等教育、任職於本身感興趣的職場、獨立或在支持下離開原生家庭在外居住。光譜上的人士也比過去更有機會享有更加穩健的社交生活，並有許多人結婚生子。自閉症人士已成功跨越不同專業，尤其是在電腦產業、學術、工程及科學等領域的表現。同樣應該注意到的是，自閉症的領導心智亦如光譜般具有極大的差異性。

除了前項好消息外，許多光譜上的人士仍持續面臨適當教育、滿意之社區生活、就業等障礙。不僅是光譜上的許多人士在生活中需要有更多的支持與服務選擇，在擁護與倡議方面也還有許多事要努力。對自閉症的負向刻板印象與誤解，常會使其喪失機會、被排除甚至是虐待。因此，在許多人獲得生活品質改善的同時，其他人仍會持續追逐完美的生活。

迷思：所有光譜上的人士均為具有驚人才能與天賦的專家。

事實：大多數的自閉症人士並沒有那些常和光譜生活聯想在一起的特殊才能。大多數人士在缺乏指引的情況下並無法玩弄樂器，或是無法不經過紙筆計算去解答複雜的算式。不過，非常多的光譜人士具有比光譜外之人士更具技巧、功能及天賦的領域表現。例如，許多人具有特別敏銳的聽力，或是會注意到他人容易漏失的細節，一些人非常善於組織事物，另一些人具有犀利的記憶力。

迷失：許多位在自閉症光譜上的孩童與成人，均有認知障礙或「心智遲緩」（mental retardation）。

事實：實情是我們需要學習更多我們目前仍不清楚的事物。針對光譜上的許多人士，並沒有測驗能夠衡量他們的所知與能力，尤其是缺乏可靠之溝通能力的人士。因此，在評估中所使用的測驗，大多是在評量自閉症的**症狀**（symptoms），而非**能力**（abilities）。除了評估測驗的匱乏外，評估過程本身的許多層面，均使評估的準確性遭遇挑戰，雖然並非決無可能。準確檢測自閉症學生會遭遇許多阻礙（例如瞭解指令）。此外，許多自閉症孩童及人士會因為行動問題、感覺差異或其他相關困難而無法參與評估。具有顯著功能障礙的學生在測驗上得到低分是因為缺乏可靠的指示（pointing）反應，但又能夠比劃。換言之，要求指出猴子時，許多學生卻指向長頸鹿，雖然他們知道哪一張照片才是猴子。許多自閉症人士均表示具有此類動作計畫問題。

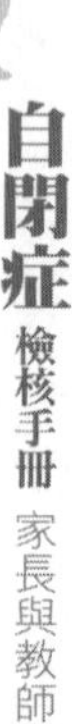

1.7 自閉症篩檢與診斷工具

並沒有特定的醫療測驗可用於診斷自閉症光譜族群，因而自閉症標籤通常是以家屬、醫師及其他人的觀察，加上發展過程的評估作為基礎。診斷的兩個步驟為篩檢與廣泛性評量。

・篩檢・

大多數的個案會由家庭醫師進行初步的篩檢。近年來的工具發展，比過去更能夠辨識出自閉症與亞斯伯格症候群。篩檢測驗並不會提供診斷，而是幫助家屬、醫師與其他人去判斷個體是否需要廣泛性的診斷評估。很重要的是，請記住，許多篩檢測驗無法辨識出光譜上的所有孩童，尤其是亞斯伯格症候群。以下為部分可使用的篩檢工具：

・Ages and Stages Questionnaires®（年齡與進程問卷，ASQ-3™）：
ASQ 是篩檢 5 歲以前嬰兒及幼童是否有發展遲緩的工具。此測驗著重於溝通、粗大動作與精細動作技巧、社交技巧以及問題解決的能力。可經由 www.agesandstages.com 購買問卷。

・Australian Scale for Asperger's Syndrome（亞斯伯格症候群澳洲量表，ASAS）：
此量表共 25 題，旨在找出代表 6 到 12 歲之亞斯伯格症候群學齡孩童的行為與功能表現。填寫時間約需 5 到 10 分鐘，請參閱網站 www.udel.edu/bkirby/asperger/aspergerscaleAttwood.html。

・Autism Behavior Checklist of the Autism Screening Instrument for Educational Planning（自閉症個別化教育計畫篩檢之自閉症行為檢核量表，ABC-ASIEP-3）：
ABC 涵蓋五大領域的多種行為描述，可用於和家屬或其他照顧者進行結構式會談。此量表對於高功能自閉症的效用較低，請參閱網站 www.proedinc.com。

・Childhood Asperger Syndrome Test（兒童期亞斯伯格症候群測驗，

CAST）：

此測驗共有 39 個與自閉症光譜之核心特性有關的問題，讓家屬回答孩童（4 到 11 歲）的狀況。若家屬懷疑孩童患有自閉症，則可填寫本測驗並交給他們的家庭醫師或兒科醫師，請參閱網站 www.autism research centre.com/tests/cast_test.asp。

- Checklist of Autism in Toddlers（自閉症幼兒檢核量表，CHAT）：
  CHAT 是為兒科醫師研發的篩檢工具，可用於檢查 8 個月大的孩童。臨床醫師根據觀察，填答 5 個題項，再請家屬額外回答 9 題是非題，請參閱網站 www.depts.washington.edu/dataproj/chat.html。
- Modified Cheklist for Autism in Toddlers（自閉症幼兒檢核量表修訂版，M-CHAT）：
  加入新題項的修訂版 CHAT，可找出更多自閉症與亞斯伯格症候群的個案，可經由 www.firstsigns.org/downloads/m-chat.PDF 免費下載。
- Parents' Evaluation of Developmental Status（家屬自評兒童發展狀態量表，PEDS）：
  家屬自評兒童發展狀態量表的設計是為了協助家屬判斷孩童是否發展遲緩。此問卷只有 10 題，可用於剛出生到 8 歲大的孩童。若以會談方式進行，PEDS 的施測與計分時間僅需大約 2 分鐘。關於PEDS的更多資訊，請參閱網站 www.pedstest.com。
- Social Communication Questionnaire（社會溝通問卷，SCQ）：
  社會溝通問卷的正式名稱為 Autism Screening Questionnaire（自閉症篩檢問卷），共有 40 個題項，可用於找出疑似為廣泛性發展障礙的個案。40 題是非題著重於溝通與社交技巧，可由家屬或主要照顧者在 10 分鐘以內完成。SCQ 可協助判定是否應轉介孩童或青少年進行完整的診斷性評量。關於 SCQ 的更多資訊，請參閱網站 www.wpspublish.com。

・廣泛性診斷評量（comprehensive diagnostic evaluation）・

廣泛性評量包括由兒科醫師進行觀察以及與家屬進行會談，找出關於兒童發展史的更多資訊。亦應涵蓋語言及言語評估，以及使用一種或多種自閉症診斷工具。診斷的第二階段必須極為廣泛，以準確地納入或排除自閉症光譜特徵（autism spectrum condition）或其他發展差異（developmental difference）。此評量可由多專業團隊進行，包括心理師、神經科醫師、精神科醫師、言語治療師（speech therapist）或可診斷光譜孩童的其他專業人員。

- Autism Diagnostic Observation Schedule（自閉症診斷觀察量表，ADOS）：
  ADOS 是診斷自閉症的標準化測驗，可用於 2 歲以上的孩童。整體（general）評分涵蓋四個領域：雙向社會互動（reciprocal social interaction）、溝通和語言、刻板或受限制的行為，以及情緒和非特定的異常行為。ADOS 同時衡量非口語及學語前的溝通要素（components），並應由經過評估孩童語言使用情形之密集訓練的臨床人員進行施測。關於 ADOS 的更多資訊，請參閱網站 www.wpspublish.com。
- Autism Diagnostic Interview-Revised（自閉症診斷式會談修訂版，ADI-R）：
  ADI-R 已由臨床人員使用數十年，作為正式診斷之用。ADI-R 共有 93 題，分別隸屬於下列三種功能領域之一：言語及溝通、雙向社會互動，及限制性、重複性或刻板型之行為與興趣。關於 ADI-R 的更多資訊，請參閱網站 www.wpspublish.com。
- Childhood Autism Rating Scale（兒童自閉症評量表，CARS）：
  利用超過 1,500 名案例，費時 15 年研發的 CARS 題項，涵蓋診斷自閉症的五大系統。CARS 著重於孩童的身體動作、對變化的適應力、聆聽他人回應、口頭溝通，以及與他人建立關係。15 題的行為評量表有助於找出 2 歲以上的自閉症孩童，並與其他未罹患自閉症但有其他障礙的孩童進行區分。關於 CARS 的更多資訊請參閱網站 www.wpspublish.com。
- Gilliam Autism Rating Scale（Gilliam 自閉症評量表，GARS）：
  GARS 有助於找出與診斷 3 到 22 歲的自閉症患者。整份量表可在 5

到 10 分鐘內完成並計分。此量表含有 42 題描述自閉症行為的題項，所有題項可依下列三種子量表進行分組：刻板行為、溝通、社會互動。關於 GARS 的更多資訊請參閱網站 www.pearsonassessments.com/gars2.aspx。

1.8 社會功能差異

常有報告指出，自閉症學生對社會關係漠不在乎。雖然有些自閉症個案確實自述需要時間獨處，或某些社會情境對其具有挑戰性，但其中許多個案也表示他們渴望社會互動與友誼關係。因此，自閉症人士對關係發展可能會既愛又恨。這種個人生活中的張力（tension），是自閉症光譜族群可能會經歷的其中一環。以下為自閉症光譜族群可能會經歷的其他常見社會功能差異：

- 有些個案會發現社會情境的困難度，因為他們缺乏成功之典型社會互動所必須具備的技巧，可能無法成功解讀社會性的提示、參與互動性的對話或瞭解如何閒話家常。
- 一般性的談話對自閉症光譜族群可能會具有壓力。有些人士對於理解他人是否以及何時是在邀請他們加入對話，或瞭解是否以及如何加入或結束對話會有困難。
- 自閉症人士也可能對學習、管理或運用部分社會行為規範會有困難。例如，一位孩童可能會喜歡與同學在一起，且確實想要參與週五之夜的足球賽，但對於學習喝采及擔任運動迷角色的規矩，以及推敲閒話家常和「足球用語」的原則，感到相當艱辛，因而讓週五之夜充滿壓力與不愉快。在某些案例中，光譜上的人士可能會發現，學習這些行為的挑戰性過高，而有些人可能會發現一旦學會後，表現這些行為會使自己感到不自在，因而抗拒運用這些行為。例如，光譜上的許多人發現，自己對於眼神接觸會感到極為不自在。這些個案可能會發現，將他們的視線避開對方的臉孔時，更能夠專注於講話者。這種調節（accommodation）對自閉症人士極為有用，但若與其對話的夥伴不瞭解此點，可能會產生誤會。
- 自閉症個案可能對解讀隱約的社會訊號，或他們所經歷的社會秘密會有困難。例如，若進行對話之夥伴出現打呵欠或開始穿上夾克，大多數人會將此解讀為對方準備結束對話並起身返家的訊號。有些自閉症個案難以去解讀隱約的訊號，因而可能會無法結束對談（即使有其他人補充「嗯～我想我該離開了」）。

- 自閉症學生也可能對社交倍感艱辛，因為周遭的人們並不瞭解他們想要與人社交和互動。例如，一些孩童喜歡藉由玩遊戲或扔拋球與父親發展社會化的關係。自閉症孩童可能會以相同的方式，或藉由在屋內四處尾隨父親、圍著父親繞圈走、觀察父親完成工作、將喜愛的物品或玩具拿給父親的方式，嘗試表達相同的連結、情感及同舟共濟的渴望。
- 自閉症光譜族群可能擁有極為不同的遊戲方式。自閉症和亞斯伯格症候群的個案可能不會玩象徵性的遊戲，例如——自閉症孩童可能不會假裝餵食洋娃娃，或在玩具烤爐上燒烤漢堡。不過，這並不表示他們的遊戲欠缺創造力或想像力。有些孩童的創造力表現在他們建構物品的方式中，或以不常見的方式玩他們的教材。例如，孩童可能會使用火車軌道堆高塔。
- 有些文獻來源指出，自閉症光譜族群缺乏同情心或屬於自我中心主義。雖然我們知道有些自閉症光譜族群對於瞭解他人的觀點會有困難，但也體認同理心的問題有時已被過度強調或誤傳。雖然有些泛自閉症族群確實較專注於內在自我，有些同理心的問題，也可視為表達能力（expression）的問題。換言之，自閉症人士也可能有瞭解及體會同理心的問題，且許多人可能只是有*表達*關心與關懷的問題。也就是說，孩童可能知道他的姊姊生病，並且關心姊姊的身體與不適，但不知道如何提供安撫（或甚至不知道應該提供安撫）。我們喜愛的自閉症光譜族群是我們所知最富同情心和關懷心的，在某些案例中，我們遇到許多對於他人感受極為敏感的人，他們只是在你周圍，即可感受到你的憂傷情緒。

關於如何支持或協助個案改善社交技巧的建議，請參閱第 4 章的檢核表 4.7：鼓勵與支持社會關係的策略，以及檢核表 4.8：建立社交技巧的策略。

1.9 溝通功能差異

自閉症光譜族群在口語和非口語溝通上（例如臉部表情和肢體語言），可能都會遭逢特殊的挑戰。部分口語溝通問題包括字詞提取、流暢性及一般性的談話障礙。部分非口語溝通問題包括使用手勢及眼神接觸等問題。以下為自閉症光譜族群最常經歷的溝通功能差異：

- 通常，自閉症人士的音調會無法準確反映其感受，有許多原因會因而引起問題。自閉症光譜族群可能會被視為冷酷、淡漠、心不在焉或無情的一群人，就只是因為他們不易調節自己的聲音。他們也可能因為發音而被視為怪人（甚至被視為智能障礙），尤其是使用單音調、誦經、降音調、嘶啞或異常發音的時候。音量或抑揚頓挫控制不良，也是常見的。
- 光譜上的部分人士會有調節臉部表情的困難。與聲音調節相似，臉部表情貧乏或不受控制具有極大的影響力，因為溝通的對象可能會認為自閉症人士缺乏感受力。換言之，無法表達情緒常被假定為缺乏情緒經驗所致。同樣地，許多自閉症對於此種（臉部）動作問題，自述感到憂傷與挫折。
- 有些孩童（尤其是亞斯伯格症候群）的說話方式像是「小專家」或小大人。他們可能會使用複雜的語彙、具有清晰與精準的發音，並能夠針對廣泛的主題進行長時間與令人欽佩的對話，尤其是他們感興趣的主題。
- 有些人偶爾會在言語處理上遭遇困難，可能會無法對自己的姓名作出回應，或會在你要求湯匙時給你叉子。在大部分案例中，出現這些行為的人並沒有聽力問題——他們經歷的是感覺處理上的問題。他們難以理解聽到的某些聲音、字詞或句子，或是他們雖可瞭解聽到的內容，但無法作出適當的回應。換言之，雖然知道你請他去關門，但可能會不經意地關起窗戶。Donna Williams 是一位自閉症光譜女性，她將這些行為稱為「走火」（misfires），並承認時常如此：

「我曾經說給我鞋子，雖然我的意思是給我夾克，且因為得到我講出來的物品（鞋子）而驚訝不已。」（Williams, 1996, p. 89）。因為這些問題，自閉症光譜族群有時會被認為不專心或不聽話。

- 自閉症學生對理解某些類型的語言也會有困難。例如，自閉症學生會逐字解讀語言，因此他們可能需要協助去瞭解比喻性的語言和諺語（例如「猶豫不決」[sitting on the fence，坐在籬笆上] 或「別急躁」[hold your horses，握住你的馬]）、隱喻（例如「他很憤怒」[he was on fire，他著火了]）、笑話或謎語、片語或雙關語和譏諷（例如當我們對被絆倒的人說「多麼優雅啊！」）。
- 有些學生會數週、數月甚或數年一再重複措辭或詞句。當老師教導學生「做個紳士」後，接下來幾年每當他的態度受到糾正時，學生就會重述此一句子。其他有些人會在聽到字詞、措辭或詞句後立即重述。例如，當牧師說「大家早安」後，自閉症個案會立即重述「大家早安」，這種現象稱為仿說（echolalia）。若學生在聽到後立即使用該字詞或措辭，則該行為被視為立即仿說（immediate echolalia）；當學生重述在數小時、數天、數週或數年之前聽到的言語時，稱為延宕仿說（delayed echolalia）。
- 具言語障礙的學生，有時會因為述說不當的內容或不夠努力去「以正確的方式」說話而受到責備。一些以不尋常方式使用語言的人，甚至可能被假定為心智遲緩者。例如，聽到學生重述數次「喔，去放風箏」的老師，可能會認為學生的智慧不足以瞭解他說的這句話很無聊或不適切。不過，自閉症人士時常自述本身的言語較少或不受控制，或是必須使用他們已經具備的言語，因為他們缺乏特定的字詞或措辭（例如，他們不會說「我要去公園」，但會說「去放風箏」）。

關於如何支持或協助個案改善溝通技巧的建議，請參閱第 4 章的檢核表 4.5：鼓勵與促進溝通能力的策略，以及檢核表 4.6：支持缺乏可靠溝通能力者的策略。

1.10 動作功能差異

動作功能差異包括過多的非典型動作（atypical movement）、失去典型動作（typical movement），以及動作起始、停止、合併、執行（速度、控制、瞄準、速率）和轉換上的困難。這些動作困難可能會影響姿勢、行動、言語、思考、知覺、情緒和記憶（Donnellan & Leary, 1995; Leary & Hill, 1996）。以下為自閉症光譜族群最常經歷的動作功能差異：

- 具動作功能差異的個案會經歷一大堆問題，包括但不侷限於不對稱的行走步態、出現過多的動作（例如搖晃、拍手或踱步）、說出缺乏目標的言語、口吃，或難以轉換教室或情境。
- 動作障礙的複雜度，涵蓋簡單（例如舉手）與影響整體活動及行為的動作（例如完成某項活動）。許多經歷動作障礙的個案，也報告了內在心智過程（mental processes）的差異性，例如知覺（perception），以及注意力、意識、動機和情緒上的變化。
- 動作笨拙（motor clumsiness）為動作功能差異的一部分。自閉症光譜族群在學習需要靈巧度（dexterity）的動作技巧上較為緩慢，例如打開瓶蓋或扣上鈕釦。
- 自閉症人士看起來可能會較為笨拙或溫吞。他們的協調性可能較差、出現怪異或彈跳的步態或姿勢、書寫功能欠佳，或有視覺動作整合、視知覺技巧及概念學習上的問題。
- 許多自閉症人士會持續經歷這些動作問題。雖然我們都可能會使勁將思想與動作結合、出現過度的敲筆或咬指甲行為、陷入重複性或強迫性的思想、反覆哼唱同一曲調而未詳加瞭解，但我們很少會因為這些經驗而遭受負向的影響。不過，許多障礙人士確實會經歷嚴重的動作問題，且長期受到深遠的影響。
- 非典型動作常會遮掩這些個案的能力，並影響個案與他人溝通及建立關係的能力。例如「反應延遲或無法調節動作，可能會影響即時轉換注意力至其他事物，或使用圖例符號進行溝通的能力」（Donnellan & Leary, 1995, p. 42）。在許多案例中，雖然事實上是自閉症的症狀，觀察者卻認為這些動作差異屬於心智遲緩的症狀（Donnellan & Leary, 1995）。

- 有動作問題的人士，若不用眼睛看，可能很難知道自己的身體部位在空間中的位置。可能也很難去注意、標籤、詮釋自己的身體語言，並且無法辨識反映心理狀態之感受（例如恐懼或挫折）或反映身體狀態之感覺（例如疼痛）的特殊訊息。
- 在自閉症光譜族群身上可觀察到重複性的行為，例如搖擺身體、彈手指或拍擊手臂。某些重複性的行為屬於悲痛的訊號，也可能是無聊或閒散的徵兆。重複性的行為也可能是一種愉悅的逃避，個體可能會喜歡該感覺或將其作為放鬆的媒介。利用重複行為進行壓力處理時，看起來應是有目的的，而不是為了「消減」某些事物。
- 有動作問題的人士，常會出現看起來不適切或自發性的哭泣或尖叫。有些可能是不舒服、焦慮、疼痛或困惑的結果。在其他例子中，個體可能會尖叫或甚至敲頭，以感到「有組織性」，或提升對身體的覺知與掌控。如同一位自閉症男士 Birger Sellin 所分享：「當 [我] 尖叫時，[我] 並未傷害任何人，[我] 需要尖叫，好讓自己維持平衡」（1995, p. 216）。
- 在具有動作功能差異的人士中，常可觀察到不適切的笑聲。許多觀察者將此行為視為個體無憂無慮或認為他人行為相當有趣的佐證。事實上，許多自閉症人士表示，自發性的笑（尤其是在有壓力的情境下），實際上是悲痛、驚慌或恐懼的訊號。
- 當學生經歷極度焦慮或挫折時，可能會出現自傷行為。

關於如何支持有動作問題之人士的建議，請參閱第 4 章的檢核表 4.9：動作差異的處理。

1.11 感覺功能差異與過度敏感

自閉症光譜族群可能會在一種或多種感覺領域經歷困難與過度敏感。個體可能會出現視覺或聽覺敏感、嗅覺系統困難或對碰觸與溫度出現異常反應。他們的味覺以及飲食習慣亦可能受到影響。以下為自閉症光譜族群主要會出現的感覺功能差異：

- 自閉症光譜族群對某些種類的觸碰可能會遭遇極大的困難，例如持續穩定的觸碰優於輕柔的觸碰。非預期的觸碰對某些人也會形成挑戰。
- 某些自閉症光譜族群無法忍受某些材質的衣物。自閉症人士可能會想要持續穿著同樣的衣物、較喜歡柔軟的衣服，且可能較喜歡某些織物的質地。
- 某些衣物亦可提供自閉症人士慰藉。萊卡的依附性與服貼性（例如自行車褲），可提供慰藉給具有感覺問題的人士。
- 當自閉症個體逃避或偏愛某些食物的時候，可能會出現觸覺問題。食物的材質對某些人極為重要，甚至可能會使某些人的食物選擇極為受限（例如只吃麵食和柳橙）。
- 自閉症人士的味覺常會受到影響，此領域的差異性常表現在準備食物的方式上。有些人喜歡清淡的食物，有些人則會添加許多人無法忍受的大量香料與佐料。
- 溫度對自閉症人士具有很大的影響。例如有些人無法忍耐座位過於靠近空調或暖氣機。冷風或暖風可能會使某些人感到相當痛苦。不過，重要的是要瞭解，相同的感覺對光譜上的其他人而言，可能是相當愉快的刺激。
- 許多噪音及聲音可能會使自閉症光譜族群產生焦慮，包括看似有益，甚至普通人無法察覺到的聲音。例如，有人可能會對鉛筆在桌上的移動聲響感到痛苦不堪。而被我們認為擾人或痛苦的聲音，例如氣笛、警報器或粉筆在黑板上的尖銳聲，會使自閉症人士陷入完全驚恐。易對多數自閉症光譜族群造成干擾的聲音，包括嬰兒的哭泣聲、空氣清淨機、洗碗機、洗衣機、割草機、重機設備以及與拆除及建設有關的聲音、警報器、氣笛、持續不斷的嗶聲（大型交通工具的煞車聲）、螢光燈的唧唧聲、一大群或特別嘈雜的群眾。

- 視覺可能也會受到影響。學童可能會對某些類型的燈光、色彩或圖樣（patterns）過度敏感。例如，若某人穿著具多種鮮明色彩或大圖樣的服裝，對某些自閉症光譜族群而言，可能會難以凝視對方。另一個與視覺相關的問題為，某些人可能會在意視覺混亂（visual clutter）。有些人在缺乏組織或混亂的空間裡會受不了，並渴求次序與整潔。
- 具自閉症及亞斯伯格症候群的人士，也可能會有敏銳的嗅覺感官。個體可能會難以忍受某些味道，而某些味道可使其感到愉悅、有益或冷靜。可能會干擾學童的味道包括空氣芳香劑、美勞作品、香水或古龍水、食物、學校用品、清潔劑、化學製品、寵物的氣味、植物或花朵。
- 自閉症人士的疼痛閾值可能不同於不具自閉症標籤的人士。光譜人士可能會割傷自己或甚至造成骨折，但卻不會因為疼痛而哭泣；同時，輕柔的擁抱或在胳肢窩輕輕搔癢，可能會令同一位光譜人士跳起來、尖叫或逃跑。
- 負荷過量時，自閉症人士會難以集中注意力或是會感到疲憊與煩躁。感覺負荷過量可能會引起行為問題、情緒爆發（emotional outbursts）或甚至引起身體疼痛。

關於支持具感覺差異之人士的建議，請參閱第 4 章的檢核表 4.10：感覺問題的處理：視覺；檢核表 4.11：感覺問題的處理：觸覺；檢核表 4.12：感覺問題的處理：聽覺；檢核表 4.13：感覺問題的處理：嗅覺。

1.12 熱情、興趣與儀式行為

許多自閉症人士對一種或多種主題具有高度的興趣。有些興趣普遍存在於自閉症人士中，最常見的為火車、天氣及動物，其他興趣則較具個別獨特性。作者認識的一位人士喜歡談論與研究約翰・威爾克斯・布思（John Wilkes Booth，**譯者註：美國戲劇演員，於 1865 年 4 月 14 日刺殺林肯總統**），另一位人士則熱愛套筒扳手（socket wrenches）。以下為自閉症光譜族群較常見的熱情、興趣與儀式行為：

- 自閉症人士最常見的迷戀物為火車、交通工具、運輸系統、機器、天氣、天災、地理、天文、小機件、動物、自然、恐龍、電腦、歷史日期或事件、日曆、時間表、數字、化學、卡通人物、圖畫、美術、音樂、歌星、電視節目（Hippler & Klicpera, 2004; Mercier, Mottron, & Belleville, 2000）。有些人士只對整體生活中的單一領域產生興趣；其他人則會每個月或每年產生變化。
- 個體也可能擁有在生活中占有重要性的儀式行為。有些人士在組織時間及周圍環境上，表現出儀式行為；其他人則是在從事某些行為時，對於作法及時間點表現出儀式行為。光譜上的個體（以及未被貼上自閉症標籤者也會），可能會對生活中的任何活動出現儀式行為，包括飲食（例如以顏色區分食物）、數數與計時（例如堅持在上午 7：35 整出門）、著衣（例如總是先穿襪子）、清潔（例如每次均以相同的習慣使用吸塵器）、運動（例如每天走一樣多圈）、購物（例如以特定順序完成使命）或與他人互動（例如喜歡先和姓名以 B 開頭的人士說話）。
- 在具有重複行為的自閉症學生中，你也可能會觀察到其他類型的儀式行為。個體可能會花費許多時間參與某些活動片段，例如轉圈、旋轉玩具、玩水或玩沙、堆疊物品或排列東西。
- 自閉症光譜族群也可能會相當珍視個人的物品，有些人會攜帶硬幣、小裝飾品或療癒用品。例如，我們已經知道光譜上的人士會攜帶扳手、塑膠代幣、網球、腕套、橡皮筋、手鐲、彈珠、畫筆、手錶、石頭、錄影帶盒、串繩、自動鉛筆。有時候，個體會滿足於擁有自己的特殊物品。其他人可能會想要撥弄這些物品，且可能會喜歡握住或玩弄喜歡之物品的感覺。

・蒐集品可能會成為自閉症或亞斯伯格症候群人士生活的一部分。個體可能會蒐集常見與嗜好有關的東西，例如洋娃娃、硬幣、CD 光碟片、影集、照片或郵票。不過，具有與他人迥異、極為獨特之蒐集習慣的自閉症人士也不在少數。例如，光譜上的人士可能會蒐集鉛筆的筆芯、古老的鐵道警示燈、丹寧布塊、1999 年之後的雜誌或口香糖包裝紙。

關於如何支持自閉症光譜個體之迷戀與特殊興趣的建議，請參閱第 3 章的檢核表 3.6：處理學生在教室中的迷戀與熱情。

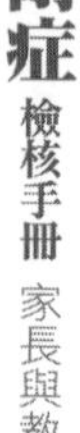

CHAPTER TWO

第2章

家長版檢核表

前言

如同每位自閉症人士均有所不同，每個家庭也都不同，因而必須找到平衡點並為其建構適合他們的生活。必須面對的挑戰在於以兼具彈性及明確計畫的方式，建構家庭生活（良好的幽默感也會有幫助！）。

本章將列出某些聽起來相當明顯而毋須多言的現象。當孩童被診斷為自閉症後，將會改變家庭的生活，包括可預期與不可預期的變化。有些變化在家長第一次聽到**自閉症**與其孩童的關聯時，就會立即明顯出現，有些則在數月甚或數年後才漸趨明顯。

家長之間的關係可能會受到挑戰，家長和其另外之孩子間的關係也可能會出現變化，自閉症孩童及其手足間的關係亦然。與祖父母、阿姨、叔叔、堂兄弟姊妹等延伸家庭間的關係，也可能會出現變化。且當你致力於推動可提供自閉症孩童最佳支持之策略和活動時，許多熟悉的家庭習慣可能也需隨之改變。

為幫助家庭適應這些轉變，本章提供「診斷過後」的檢核表，提供初階步驟給困惑與不知所措的家長。另一份檢核表將協助家長與他人分享訊息，還有一份檢核表將提供尋求協助與蒐集資源的概念給母親、父親和其他家庭成員。最後一份檢核表將協助家長練習倡議的技巧。

我們知道嘗試找出一個廣泛通用的方法去建構慈愛、自然、接受、支持的居家環境與家庭經驗，已超出本書或任何一本書的範疇。的確，並無此種通用的方法存在。但是，我們在第 2 章所提供的內容，確實是讓家庭去精雕適合本身之方法的起點與指引。例如，「自閉症光譜族群的居家需求」，將在日常生活中提供父母親靈感。且本章提供居家改造、居家及社區安全、幫助孩童在家學習等更為實用的檢核表。最後，本章並涵蓋協助家庭調適旅遊、進入社區以及與愛人和友人建立社會化關係的方法。

最重要的是，孩子剛被診斷為自閉症的所有家長均應記住，雖然即刻起將有某種程度不可預期的變化闖入生活中，但您的孩子還是跟進行診斷前一樣獨特、迷人、美好。好消息是許多接受孩子被診斷為自閉症光譜的家庭，發現雖然將面臨更多挑戰，但卻能夠在幫助自閉症光譜孩童發掘最大之獨立性、特殊天賦與能力及個人自我實現的同時，建立起更為緊密的家庭連結，並以新的方式體驗愉悅和愛。

2.1 診斷過後

請記住，你的孩子未曾改變。診斷過後，家庭可能會陷入困惑、挫折甚至沮喪，這取決於孩童之需求與艱辛的程度。他們可能會不知應轉往哪去、找誰協助，甚至不確定應如何進行每日的活動。或許最重要的是，請記住，你的孩子在診斷過後，仍然與診斷之前一樣而未曾改變。她擁有一樣的天賦、能力、氣質、需求、挑戰。請持續例行的活動與計畫，除非必要，請不要限制與他人相處的時間、經驗、旅遊或特殊活動。以下為確認孩童的診斷之後的一些基本建議事項，請謹記在心：

- 停止或暫緩某些事情。在孩子被貼上診斷標籤後，當然需開始尋求支持與資源。不過，你不需要在確診當日進行所有的事情。減緩腳步並花些時間閱讀你所得到的資訊。
- 停、看、問。當你瞭解孩子的診斷以及專業人員所提供的資訊後，務必確認你已瞭解**所有**提供給你的資訊。每次遇有不瞭解的內容時，請務必提問或釐清。
- 以適合自己的方式自我教育。閱讀關於自閉症光譜的資訊（作者建議以自傳作為新手父母的起點；更多建議請參閱第 5 章）；觀看紀錄片（更多建議請參閱第 5 章）；與其他有自閉症光譜孩童的家長對談；與其他自閉症光譜族群對談；參加和自閉症相關的討論會；上網發掘更多有關你孩子的特殊需求、潛在可利用的服務以及當地和國家的資源。
- 尋求支持。有許多方法可提供自閉症孩童支持。從當地的專業人員、其他家庭、本身的家庭醫師開始，探索這些選擇。大多數的家庭會想要從某些基本的支持開始，如居家職能治療或言語及語言治療。學齡前孩童及學齡孩童可透過學校系統提供治療。
- 考慮告訴你的孩子。取決於孩童的年齡，你可能會想要即刻與孩童分享診斷資訊。許多自閉症光譜族群表示，知道自己的診斷標籤，對其一生極為有用，不僅可解釋發生在周遭的事物或經驗，亦有助於瞭解本身的生活和自我。此外，瞭解自身的診斷亦可能會帶來病識感、撫慰、自在、舒緩，甚至帶來支持。瞭解自身疾病標籤的人，接著可進一步增長相關知識，進而學習適應的策略、自我成長的概念，甚至是邁向成功的訣竅。這些適用於障礙狀況較為顯著的孩童，也適用於亞斯伯格症候群。倘若個體缺乏可靠的溝通能力，我們將無從得知個體是否已經瞭解或能否學習。因此，「最不危險的假設」（Donnellan, 1984）即為**她的確**瞭解，家長應在孩童適齡且可能有助於孩童適應、學習或成長時，大方地提供標籤、診斷、自閉症特質等資訊給孩童。

2.2 分享訊息

決定和誰、何時以及如何談論有關你的孩子的診斷。你不必立刻告訴所有人，也不必以完全相同的方式談論，但如果你僅單純分享訊息，將有助於你避開他人的提問、令人不舒服的時刻以及某些類型的建議。你可能會想要坐下來，與家人或友人共享一段推心置腹的時刻。對其他人，你可能會發現電子郵件群組或家庭通訊是個適合發布資訊的方式。要以你與孩子感到最舒適自在的方式分享訊息。尤其是祖父母，可能會格外難以接受此訊息。他們許多是生長在對於障礙有不同看法的社會，且目前的資源在當時並不存在或只有少數人可取得。他們可能會與家長一樣感到困惑、挫折與壓力，且可能會極為關心其對孩童的意義為何。以下為分享你的孩子診斷訊息時的一些特殊概念：

- 幫助他人學習。John 叔叔可能會想要查閱有關自閉症的研究，祖母可能會想要閱讀家庭中擁有自閉症光譜孩童的故事。兄姊可能會上網尋找更多資料。請謹記，每個人的學習方式均不同，因此請備妥廣泛的資源與教材（關於本書的建議，請參閱第 5 章）。
- 如果它似乎是恰當的，讓孩童參與訊息分享的過程。若你已和你的小孩分享自閉症診斷，且孩子對此感到興趣、想要學習更多，並想要參與自我倡議（self-advocacy）的過程，你可鼓勵孩子扮演教育他人的角色。若孩子在確診時的年齡仍過小，此方法可能並不適當，但有些時候，使之成為家庭事務可能極具解放感與教育意味。
- 不要遺漏好的訊息。分享兼顧孩子面臨之挑戰及其具備之優勢的資訊與故事。讓你最親近的周遭親友瞭解孩子面臨的困難是很重要的（例如處理大的聲響以及瞭解社會情境），但是讓他們瞭解孩子所有喜歡的事物、可以完成的事情、興趣、專長及知能，也是很重要的。
- 規劃有助於家人及朋友看見孩子最好表現的活動。例如，若孩子對火車特別感興趣，請在前往鐵路博物館的時候，邀請所有親友一同前往。

- 親身體驗。讓你的家人、朋友和孩子參與有助於對他們進行教育的活動。例如，帶他們一起去你參加的會議（國際自閉症連線 [Autism Network International] 及自閉症全國總會 [Autism National Committee] 是辦理非常適合自閉症參與之研討會議的兩個團體），讓他們參與你的會議，並提供你喜愛的書籍供他們閱讀。
- 勇敢說出來——真的會有幫助。若你是以自我倡議的角度閱讀本書，你將可完全自主決定如何進行訊息揭露。如果你是年輕人，可能會對於告訴新的朋友或可能的雇主感到緊張。如果你是成人，可能會不確定應如何（或是否）告訴你的家人、愛戀的對象、配偶或甚至是孩子。我們知道有許多考量需要探究，但整體而言，我們相信訊息揭露所帶來的好處高於風險。受我們喜愛之關於此主題的書籍之一為《問與說：給自閉症光譜族群的自我倡議及揭露》（*Ask and Tell: Self-Advocacy and Disclosure for People on the Autism Spectrum*）（Shore, 2004）。這是自閉症光譜青年及成人必讀的一本書，因為該書係由許多有智慧的自我倡議者所撰寫，且有許多有用的提示。

2.3 提供家庭協助

在二十幾年前，家庭只有很少的途徑可取得自閉症光譜的資訊，並與該社群內的其他人進行連結。支持團體和國際組織才在起步階段，只有少數的專書存在，且只有少數的專家可提供家庭引導與支持。如今已不同於以往，家庭可找到許多組織、出版資源、網站資訊以及專家提供協助。本檢核表將有助於你展開搜尋。

- 前往全國性組織。美國自閉症協會（Autism Society of America）會提供教材與資源給剛獲得診斷的家庭。
- 與其他家庭對談。或許對孩童剛被診斷之家庭最有力且有用的支持，是來自於其他自閉症光譜孩童的家庭。因此，許多家庭無論行程有多忙碌，都會以正式或非正式的方式提供建議與引導，以及分享他們的個人經驗。你可能會藉由參與地方性的團體、帶孩童前往接受治療，或透過友人及家人，遇見其他自閉症族群的家屬。如果你想要與其他家庭正式建立連結，有許多組織提供某些形式的家庭團體或家長團體計畫，且會分配指導家長或指導家庭。
- 檢查地方性的倡議及支持團體。所有團體均有不同功能，因此請確認你鎖定的團體符合你的需求。若你在尋求幼童家長的支持，請尋找由其他剛被診斷之孩童家長所組成的團體。若你在為孩童找尋融合性的幼稚園時需要幫助，則跨越障礙類別的倡議團體或許可滿足你的需求。為找出大部分的當地資源，請同時尋找以自閉症為核心以及以其他障礙類別為核心的團體，例如唐氏症、學習障礙。
- 若你居住在缺乏大量資源的區域，例如鄉村社區，你可在網路上尋求需要的支持。訊息看板、郵件用戶清單服務（listserves）及網站，每天均可提供支持給光譜上的許多家庭及個人。某些經由這些形式建立連結的人，除了參與大型的電子社群外，也會成為網路上的筆友。
- 直接尋找專家。自閉症光譜族群可能是我們大家最棒的資訊、導引及智慧來源。許多光譜上的成人，可提供家庭廣泛的問題諮詢。當然不應期待光譜上的成人扮演此角色，除非他們已表達對此感興趣或決定以此為業。如果你認識這些人，就我們的經驗，光譜上的顧問、社工員、教師、行為顧問及教育顧問，將可提供最為獨特的觀點。

- 開創你自己的社群。如透過現有的團體無法滿足你的特殊需求，可考慮自己成立社群。

2.4 自閉症光譜族群的居家需求

如前所述，擁有自閉症診斷的孩童，仍然跟尚未診斷前的他／她一樣美好。讓家長及手足學習（或繼續）對自閉症孩童抱持最高的期待是很重要的；雖然也必須瞭解孩童面臨的挑戰。根據 V. Mark Durand（2008）對家庭進行的研究：影響任何特定處遇或支持之成敗的最高預測因子，即為家長的態度；當家長保持積極正向的看法時，孩童將可達到最大的成功。光譜上的孩童也需要：

- 享受樂趣的機會。學習欣賞可讓自閉症光譜孩童快樂的事物，且如果可行，請讓自己親身參與。他／她喜歡游泳、騎馬、解謎、遠足、看火車、看怪獸片？就用你對其他任一個孩子相同的方式，找出這些事物，努力製造機會參與並融入這些活動。即使你的孩子的興趣只是觀看灑水器的擺盪，亦請花些時間與他／她一起分享此經驗。對光譜上的某些孩童而言，這些喜愛的事物會時常改變，而另外一些孩童，目前的興趣即可能會成為終身的興趣。
- 欣賞孩童的獨特性。不需查看自閉症孩童所做的**每一件事**。研讀並學習一般孩童的適齡行為和發展階段，瞭解自閉症光譜孩童也將會經歷這些階段。他們可能會在不同的年齡層，以不同的順序或是以特殊的方式經歷這些階段，但請試著記得，並非所有古怪的行為或令人挫折的事件，均可歸因於自閉症。
- 承擔風險的機會。不要過度補償（overcompensate）或過度保護。是的，這就是你的寶貝小孩，且可能因為自閉症光譜而使其有較高程度的易受傷性，但學習「風險的尊嚴」（dignity of risk）是很重要的概念。請試著記住，每個人都需要有歷經失敗的機會，方可習得適當的技巧去適應這些失敗。學習新的技巧時，沒有人總是第一次或每次都會成功，而學習適當處理這些**未達**成功的時刻，是非常重要的。在家中的安全環境下學習這些課題，可為你的小孩在將新發現的技巧帶入現實環境中的成功經驗，預作鋪路。

- 鼓勵獨立——避免習得的無助。因為許多自閉症光譜族群難以掌握其他人認為簡單的工作，家長及家庭成員很自然地會想要去為他們做事。但是，為了促進獨立性，你的目標應為建立將瑣碎工作視為學習新技巧之機會的心態。對極年幼的孩童，這些事情可能簡單如刷牙、洗澡或淋浴、洗頭及吹頭髮、穿衣等等。隨著孩子長大，他們開始能夠學習為自己準備飲品或點心、洗衣服、整理玩具或打掃自己的房間。請試著隨時謹記在心（即使是在最瑣碎的情境下），你最重要的長期目標之一，就是讓孩童發揮最大的獨立性。
- 暫時「喘息」。請特別留意你本身的心理狀態。失能孩童或有醫療需求之孩童的家長，在生活中比一般孩童的家長有更多的壓力源。擁有自閉症成員的家庭，並不需將所有生活事物均自閉症化。雖然有時有其必要，但你不需將每時每刻的生活、行走、談話與呼吸都與自閉症連結在一起。試圖這麼做不僅會壓跨你，也無法解決問題！安排「遠離自閉症」的時段或每週一天晚上，將治療、參與研討會或上網找資料拋諸腦後。
- 尋求平衡。雖然看著你的自閉症光譜孩子在一天之中有意義地參與活動是很重要的，但他應得且需要一些獨處時間或休息時間也是事實。或許當他獨自在房間玩樂或自己在看影片時，就是個好的時機。手足也應有如此的考量，父母親亦然。在作息中建立讓家庭成員滿足需求的機會。同時，建立一些機會讓全家人團聚、歡笑、享樂、開心。

2.5 居家改造

某些生活事件——像是將小嬰兒從醫院帶回家或帶回一名患病的親屬——必須改造居家環境。擁有自閉症孩童對某些家庭而言可能會成為這些生活事件之一。隨著你與孩子往前跨進一個階段，將會需要短暫進行變動，且有些變動可能會持續更久。以下是自閉症光譜孩童的居家環境可能需要的一些輕微但又重要的變動：

・建立一個隱退處（retreat）。找一個可讓孩子在放學後放鬆的地方，可能是地下室的一角或寢室的隱蔽處。提供舒適的座位、某些喜愛的教材（例如籃球雜誌、乘法閃示卡片或彩虹的照片）、感官支持物品（例如一根可以咬的吸管、喜愛的乳液、訓練手臂力量的重量袋、喜愛的帽 T、小的撥弄玩具）。

・母親及父親也一樣，建立一個可以放鬆的空間，或許是房間角落或自己的寢室。放置你最喜愛的物品以及你的感官支持物品（例如喜愛的小東西、蠟燭或舒適的椅子）。

・張貼家庭行事曆或月曆。你的小孩不僅需要知道要在何時前往何處，也會因為知道所有家庭成員（尤其是母親及父親）的往返而感到安適。對大多數的自閉症光譜孩童而言，若其母親因公須離開家一週，而他未能事先知道，無法掌握時間的長短，且尚未準備好面對情緒的轉變，將會是極大的傷痛。

・向老師請益。無論孩童的年齡為何，均必須像幼稚園教室一樣整理自己的寢室。應清楚標示容器及抽屜（尤其對幼童而言），且所有東西均應有專屬的放置位置。這種組織性將有助於孩童獨立尋找物品，並可更加容易去管理空間及教材。

・仔細選擇家具。有些孩童可能會利用椅子或桌子爬到更高的空間，以取得喜愛的食物、玩具或教具，或為了察看吸引其興趣的事物。其他人基於感覺刺激的需求，可能會喜歡在床上彈跳或縮進沙發及椅子坐墊內。基於這些原因，若你前往店面採購家具，請考慮避免太過昂貴的家具，可能較為合適——至少針對孩童較常使用之區域的家具。至少至少，請購買外觀具耐久性的家具！

- 試著使用一些音樂作轉換期間、放鬆及其他目的之工具。在不同時段與活動體驗全家人都喜歡的不同音樂類型（例如在單人房聆聽安撫音樂、離開家中前往外婆家之前聆聽大樂團音樂）。
- 若你重新裝潢，請讓孩子參與油漆顏色的選擇，或只是簡單挑選棕褐色或淡黃色的安撫色調。
- 在孩童的房間，請思考如何布置最寧靜的空間。你可能會鋪設地毯以減少噪音，加掛遮光簾以阻隔清晨的陽光，並嘗試使用可舒緩神經且可避免中斷睡眠的音響。

2.6 居家安全

大多數的幼童家長均對保護兒童安全的居家改造過程感到熟悉，並有許多產品及資訊來源可提供此方面的引導。自閉症光譜孩童的家長應要留意，他們的孩童可能會有較高的需求需採用這些標準措施或活動方式。他們也可能發現在一般孩童不需使用之年齡後，仍需要持續使用這些措施。以下為針對自閉症光譜孩童的主要居家安全考量：

- 若你家裡有許多小擺設、玻璃、花瓶或其他裝飾物品，請準備新的、更為耐用的裝潢。與其耗費寶貴的時間與精力去擔心可能發生的災難，請將易碎物品遠離孩童可及的範圍，或以可拿可摔的物品（例如小的木刻公仔、空碗、書架）進行布置。
- 使用視覺線索教導界限與維護孩童安全。使用隔間物、有顏色的膠帶、記號與符號，標示禁止進入或使用的區域或物品。例如，有顏色的膠帶可貼在不應進入的房間前的地板（例如位於地下室的小工廠），亦可用來在地毯或甚至是車道或草地上，標示玩具或孩童可以留滯的區塊。可將禁止符號或禁入符號懸掛在門口、抽屜、櫥櫃、器具或甚至是電動工具上。有顏色的小點或貼紙亦可以相同的方式使用。例如，我們所認識的一個家庭使用有顏色的小點去教導孩童可以使用哪些玩具及玩具箱，並以不同顏色標記兄姊的物品（尤其是具有小零件的遊戲）。
- 某些自閉症光譜族群喜歡建構或體驗可切割或撕裂的教具。個體可能會喜歡撕裂或使用剪刀所帶來的聲音或感覺。請務必提供安全剪刀及一批該活動可接受的教具，並在監督下讓孩童參與這些活動。
- 保護孩童遠離所有電器用品。這對所有孩童均很重要，但是的確有許多自閉症孩童對電器感到興趣或甚至極為專精，且可能會發現電線及插座對其極具誘惑力。你也需將電線藏在家具後面及地毯下面（或以壓條將其覆蓋），降低它們的誘惑力。最後，請確保電器的安全性。例如，若不將音響系統穩固地放在桌上，當家中的小機件愛好者試著拆解、摸索或解開組件時，即可能會因此而受傷。

- 將有毒物質上鎖。即使你的孩子已較大，仍請將放有藥物、清潔用品及其他可能有毒之物品的櫥櫃上鎖。彩色的瓶子及外觀誘人的錠劑及膠囊，對許多孩童而言極為迷人，包括光譜上的族群。孩童及青少年可能會被這些東西的質地及味道所吸引，對於不具閱讀能力的人，會很容易混淆某些糖果和藥物，或甚至是喜愛的果汁和紅色、紫色、橙色的藥水。
- 安全窗及安全門。若你的自閉症孩子具有逃跑或不告離家的傾向，使用無法輕易開啟的鎖頭，可能是一個好的想法。同樣地，窗戶也可配上多種鎖頭，這些可在當地的五金店購得（此決定必須搭配孩童應知道在火災或其他緊急事件中如何逃生的概念）。當一個家庭接獲偶然間向外看發現孩童爬出窗戶並佇足在二樓屋頂邊緣之鄰居所撥打的發狂電話後，即會知道關緊窗戶的重要性。
- 清除玻璃。若孩童過去曾經打破玻璃或是你擔心他們會如此做，請考慮將窗戶玻璃更換為不會碎掉的塑膠玻璃（Plexiglas）或甚至是安全玻璃。這些替代品可能費用不貲，但可帶來極大的安心感。
- 「物品管制（危險勿近）」。有些自閉症個體具有稱為異食症（pica）的病症，亦即他們會喜歡吃或品嚐不屬於食品的東西，例如灰塵、脫落的漆塊、粉筆、咖啡渣、菸蒂、冰塊、膠水、毛髮、牙膏、肥皂或紙張。雖然吃下某些物品並不具傷害性，但異食症常被視為一種會導致嚴重健康問題的疾患，例如窒息或中毒。有些個體可能會渴望獲得這些東西（或這些東西內的成分）；其他有些只是想要體驗咀嚼或吞食所帶來的感覺經驗。例如，一個人可能並不喜歡肥皂的香味，但可能會渴求咀嚼或咬肥皂塊的感覺。若你的孩子有此問題，請務必評估你的環境，並將可能的危險物品遠離孩子可取得的範圍。以香菸為例，若對孩童極具吸引力，則切勿將其擺放在菸灰缸內。如有需要，可用沐浴乳取代肥皂，並應將煮過的咖啡直接丟入垃圾桶（可先倒入其他容器，以遮掩味道）。

2.7 社區安全

所有家長都會擔心孩童在社區中的安全，且會因為孩童缺乏可靠的溝通能力、無法在必要時保護自己、容易在不熟悉的環境中變得激動，而更加擔心。為降低擔心並提升安全性，請思考下述想法：

- 提供辨識。與溝通能力受限之孩童外出旅遊時，你可能需讓孩童配戴或攜帶某些標示姓名及與你聯絡之資訊的身分識別單。市面上有許多不同的特殊身分辨識手鍊或裝置可供使用，甚至是可在你與孩童分開時，追蹤孩童位置的高科技產品。熨燙標籤也是一種選擇。或是，你可能僅需選擇一張名片大小的身分識別卡，將其別在背包或口袋上。有些孩童可被教導在迷路或不知所措時，利用此張卡片。一個我們所認識的家庭，將手機號碼、飯店門號等資料寫在行李箱的標籤紙上，並將其以不引人注目的方式繫在皮帶環上，在前往公園、購物中心與主題樂園時使用。這種輔助類型適用於短程活動與較長程的旅行。這尤其適用於人多而易與孩子分散的假期及旅程。
- 提供安全防護給喜歡探索環境的孩童。當自閉症光譜孩童有能力獨立行動時，他們常會四處徘徊並開始探索環境。當無法適當溝通自己的姓名及住所之孩子外出或遠離你的監督時，是極容易受到傷害的。將你的小孩介紹給住家附近的鄰居認識。當缺乏可靠之溝通能力的孩童四處閒逛時，你甚至需為其製作貼有孩童照片、自閉症相關資訊及其特殊需求（例如「他使用手語溝通」），及任何你特別擔憂之事（例如他對陌生人的反應，或是否喜歡大量攀爬活動或跑到街道上）的安全卡片。為更加重視此過程，請確認有涵蓋孩童的個性、興趣（例如「他喜歡滾石合唱團」）及嗜好（例如「他知道所有電視遊戲節目」）等資訊。此安全卡片也應涵蓋與你、家人以及其他聯絡人的聯絡資訊。這種安全防護可持續化解或緩解許多不同的危機情境。

- 當孩童不瞭解消防隊員、警察及醫務輔助人員的工作內容及緣由時，他們的外觀可能會引起害怕、焦慮或甚至是驚恐，尤其是在緊急事件或壓力情境下。請思考你可能會如何教導這些專業工作和相關的安全規則，以及出現這些緊急事件時的適當行為。這些教導可涵蓋社會故事、視覺圖示、符號或有關社區人員的書籍及影帶。你的孩童必須瞭解當遇到這些安全人員時，很可能是需要孩童一起合作的嚴重情境。也需教導孩童危險行為的可能結果。
- 更個別化的方法為聯繫當地的消防局或警察局，詢問是否可帶你的孩子短暫參訪並進行介紹。若獲得同意（大多數都會很樂意），在出發前為孩童編一個社會故事或閱讀有關第一線救援人員的故事。事先詢問是否可讓孩童戴上消防員的安全帽或坐進警車。目標為讓消防員與孩童彼此熟識，以便在發生緊急事件時，雙方均可較為自在。請記得將你為鄰居準備的安全卡留一份給消防局或警局。
- 如同孩童需要瞭解第一線救援人員，第一線救援人員時常也需要更多關於自閉症的資訊。某些美國自閉症協會或其他倡議團體的地方分會，可能已有積極的教學計畫，以提升警察、消防、緊急醫療及其他第一線救援機關對自閉症的認識。如果有，請找出計畫內容為何，以及是否有提供任何特殊的教材；你也可考慮擔任志工。美國自閉症協會在 www.autism-society.org 網站的第一線救援人員因應訣竅（Preparedness Tips for First Responders）頁面上提供豐富的活動資源。若你居住的地區缺乏正式的訓練，請別放棄；訂閱或影印相關手冊，帶往當地的警察局、消防局或急診室，請求准許擺放在休息室或其他可能會被看到並拿起來閱讀的地方。

2.8 家庭活動的調適

在 Sara 嬸嬸的小屋度過暑假？受邀參與家庭團聚？參加你的姪女的生日派對？稍加調適，仍可參與這些活動——甚至為所有家人帶來歡樂。以下是讓家庭活動對自閉症光譜孩童而言感到更為自在的一些想法：

- 保存家庭團聚、度假、假日活動的特殊相簿。時常讓自閉症孩童翻閱相簿，讓她知道姓名、面貌及場所，並對於回到不同家人及友人的住所，感到較為自在。
- 在活動中規劃休息時段。是否有裝設電視的地下室？設有鞦韆的後院？鄰近的公園、遊樂場或自然步道？若你打算探訪超過一天，請事先勘查是否有孩童喜愛的活動，例如游泳、投籃等。向家人解釋，必須保留一段休息時間給他們，將能使探訪活動更成功且不會對孩童造成壓力。
- 在抵達友人及親戚家以前，先詢問該環境對孩童的親善性。確認易碎物品已收妥、燭火已熄滅，並將所有會誘發攀爬的物品收藏起來。
- 拍攝一段你想讓孩童在該情境中出現的行為。如果你想要他們在打開生日禮物後，說出（或比出、指出）「謝謝」，請在家中練習，拍下該「場景」並反覆觀看數遍。
- 確認是否會出現發出大聲響的物品（如生日派對或新年前夕使用的吹笛），若有，請事先提醒孩童，或最好請求在派對活動之外提供給孩童，而不要在活動過程中使用。
- 如果可以，請指派孩童特殊的工作，如此可降低活動所帶來的壓力，或提供某些可預期的事物，並協助他們以較不隨機與較不混亂的方式和他人會面及互動。年幼的小孩可幫助排桌子、將飲料放入冷藏箱、製作名牌或照相。較大的孩童可負責攝影、幫助烹調食物、陪幼童玩或帶領某些活動（例如尋找彩蛋或槌球比賽）。

- 若孩童缺乏口語能力，讓他帶著最近特殊節日的照片或喜歡之物品的剪貼簿。這些可作為與友人及親戚的交談起點，並有助於孩童與他人進行生活交流，而不需你在旁邊述說故事。
- 帶一些孩童可以且願意吃的東西，特別是如果他／她有特殊的飲食習慣。

2.9 外出活動的調適

外出是家庭生活的一部分，但若孩童不耐等候或長時間在車內會感覺焦慮，則可能會需要某些支持才能夠前往牙醫診所、藥局或雜貨店，而不致於落淚或感到挫折（**譯者註：美國的商店距離較遠，故需長時間搭車**）。以下是一些可減輕自閉症光譜孩童外出活動時所衍生之問題的想法：

・避免不必要的行程。對某些孩童及家庭而言，前往雜貨店所帶來的麻煩，可能遠超過好處。換言之，三天沒有牛奶喝，似乎是避免一場鬧劇所付出的小代價。利用上網尋找雜貨訂購（已漸普遍，即使是在較小的城鎮中）、採買（在一個傍晚選擇你所有的節慶禮物）、更換駕照及車籍貼紙、圖書館書籍預借、影片選擇及配送、郵資列印及宅配送貨。
・待在家裡。你可能也會開始考慮過去必須前往社區處理，而現在可至家中提供的服務。一些攝影師可至家中拍照，一些乾洗業者可到府收送，某些社區並有提供牛奶配送與回收。
・保持簡單。對大多數的家庭，一天或一整個早上的行程，或許都嫌過久。相對地，請將外出侷限在每次一或兩個行程。
・優先排序。若你必須安排二或三個行程，請先進行最重要的行程。如果你想要前往賣場，但又想要前往旅行社，請先前往旅行社，再評估全體成員是否準備好前往購物。
・思考讓外出成為可以預期且最後將會帶來快樂的例行事務。你可將不是那麼有趣的行程與想要的行程互相搭配。例如，你可在前往游泳課時，順道前往銀行的免下車窗口（**譯者註：如臺灣麥當勞的「得來速」窗口**）。或每週六開車前往五金商店前先去加油。
・保存在「背包中」。對於需要些微超過孩童所具備之耐心及毅力的情境，請在車內存放打發時間用的手提包。你可提供整個背包，或一次提供一種需要的物品。7 歲孩童所需的物品可能包括自動鉛筆及筆記本、老舊已無功能的手機或 PDA（個人數位助理）、貼紙、解迷小玩具、內容有喜歡之事物或人物角色的小讀本、可擠壓或提供感覺刺激的物件。玩具店與車庫拍賣，是尋找這些小玩意的好地方。

2.10 旅遊調適

規劃旅遊時，除了最優惠的航線與最有趣的主題樂園外，自閉症孩童家庭還需要有更多的考量。為了讓每位家庭成員都有滿足的經驗，雙親及孩童均需慎選目的地與活動、交通方式與住宿。下述為讓整個家庭在旅行中更添樂趣的一些想法：

- 預先查看行程。給孩童看目的地的照片或網頁，讓他研究旅館及當地特色，鼓勵孩童製作旅遊剪貼簿。
- 讓孩童一起參與，建立必備用品的檢核表（如需要，請附圖），若可以，請讓孩童一起參與行李打包。
- 不要忘記必備品，例如藥物、喜歡的點心或飲料、耳塞或耳機、口香糖及感官支持物（例如糖果或裝了豆子的沙包）及療癒用品。開車旅行時，將這些放在汽車行李箱，並讓母親或父親容易取得。坐飛機旅行時，請確認將這些物品放在隨身行李中。
- 尋找承諾接受或認可自閉症孩童家庭之特殊需求的目的地。許多度假勝地及航線（例如挪威郵輪、皇家加勒比海國際郵輪、名人郵輪、嘉年華號）已為此作出努力，以及迪士尼（Disney）、奧蘭多環球城（Universal Orlando）、布希花園（Busch Gardens）、六旗遊樂園（Six Flags）。
- 盡可能在淡季預約旅遊，避免擁擠及路線所帶來的挑戰。換言之，在春假期間安排海洋世界（Sea World）可能並非最好的選擇！
- 攜帶家中的物品，或許可提升孩童的自在感。自己的被單可能更勝於陌生旅館的被單；對某些孩童而言，熟悉的杯子或碗可能也有這種效果。
- 對某些人而言，無論提供何種支持，飛行都是個挑戰（雖然並非一定如此）。對這些家庭，坐車可能是唯一的旅遊選擇。為了讓長途旅行可以忍受，請考慮租借廂型車（盡可能裝設孩童用電視）或甚至是休旅車（RV）。

- 務必攜帶孩童的特殊玩具、可撥弄的小玩意、擁有的物品，且需確保可隨時取得。換言之，請不要誤將這些寶藏放在行李箱的底部。將所有這些物品放在孩童的背包、手提包或登機箱，讓他們隨時隨手可得。
- 若是搭乘飛機，請特別注意。若家裡有現成的，請攜帶耳塞或麥克風（商務旅客使用的配備比一般飛機提供的更為耐用且有效），建議孩童在飛行期間將其配戴起來。它們可阻斷過度的噪音，並可播放安撫音樂。
- 旅行總與日常生活作息有所不同，因此請盡量概估時間與活動行程，提供作息表給孩童知道。因為度假充滿了非預期性，請務必在每天的活動清單底部註記「行程可能會有所變動」（請確認母親、父親及手足也都瞭解，並可接受「行程可能會有所變動」的概念）。
- 事先致電旅館，詢問相關設施，讓你有最好的旅程規劃。考量孩童的需求。他喜歡電動遊戲嗎？若是，旅館是否有提供電腦遊戲？你將前往的旅遊地點附近是否有孩童喜愛的連鎖餐廳？
- 將旅遊結合孩童的熱情、迷戀的事物或興趣。非洲公園確實可滿足對非洲動物著迷的孩童，露營可能是大自然愛好者的摯愛，啟蒙科學家可能最適合博物館之旅。不僅止於考量旅遊的主題，並請考量個人的喜好。我們所熟知的一個家庭安排了一趟完美的墨西哥之旅，因為他們住進一間可讓愛好海洋的兒子眺望整個大海的房間。
- 若孩童使用圖卡進行溝通（以及即使不是使用圖卡溝通），請考慮攜帶與旅遊、交通、旅館及度假有關的符號單張。可利用這些圖像去建構圖示作息表或使溝通更形容易。
- 務必保留大量放鬆、休息及喜愛活動（例如游泳、瀏覽網路或觀看喜愛的電視節目）的時間。

2.11 幫助孩童在家學習

無論你們是在後院玩球、收拾玩具或做簡單的家事，都充滿了教與學的機會。以下為強化自閉症光譜孩童在家學習的一些想法：

- 讓學習成為有趣之日常活動的一部分。例如，在旅途中，唸出沿途看到的標誌、介紹著名的地標、討論如何利用距離與速度來計算時間、唸出你在建築工地看到的重型設備名稱。洗澡時，你可請孩童預測哪些玩具會沉入或浮在水面，並使用水洗顏料示範混色。
- 使用孩童喜愛的教材。例如，若孩童喜歡塑膠袋，請蒐集不同商店及組織的塑膠袋。將袋子上的文字唸給孩童聽，並裝滿不同的物品（例如一袋裝滿以字母 A 開頭的物品、一袋裝滿以字母 B 開頭的物品）；用袋子製作手工藝品（例如塑膠袋毛蟲）；將袋子分門別類（例如藍色袋子一堆、白色袋子一堆）。若孩童喜歡紗線，可用串繩製作字母及數字；製作人物娃娃在遊戲中使用，或教導編織（若可能）。
- 跟隨孩童的引導。若孩童喜歡排列玩具士兵，你也可仿效排列。然後計算總數、兩兩分組後數數、畫出幾何圖形、討論有趣的數學習題、排列在地圖上或排成好幾列。
- 談論與分享資訊，即使你的孩童缺乏口語溝通或可靠且具功能性的溝通能力。不能輕易談論或自我表達的孩童，無法像其他孩童一樣提問——例如「天空為何是藍色？」或「飛機是如何飛起來的？」——因此，愛他們的人，必須提供資訊並分享想法而毋須等候孩童提問。如果你們在社區中散步，你可向孩童介紹不同類型的建築物（例如「這是幾乎完全由磚塊蓋成的平房。這種窗戶稱為彩繪玻璃」）。如果你們在坐車，可與孩童談論樹葉的顏色變換或天空的雲朵類型。
- 在例行工作中尋找學習的機會。每當你試著教導孩童自行烹煮食物或為家人洗衣服時，你也可試著提升孩童的學業技巧。分類——區分黑與白、糕餅模型的形狀、玩具的類型——亦即初級數學技巧。測量——1/4 杯或 0.5 磅——可在烹飪時教導。將製冰盒裝滿水，是教導物質狀態的好時機。

- 讀給孩子聽。某些孩童喜歡這些活動，因此讓孩童坐下、聆聽與擁抱並不會有困難。其他孩童則會與平常一樣有困難參與此活動，因此家長必須做些調整。例如，若你的小孩不喜歡在你閱讀故事時接近你，則請不要將故事書拿起來（**譯者註：亦即，請將故事書攤開放在地面或桌面上**）。觀察孩童是否會在你閱讀故事時，在室內來回踱步——這可能是孩童有在聆聽但無法在活動中靜坐的佐證。你也可試著使用愚蠢、高音調或模仿卡通的聲音，去吸引孩童的注意力，並增加活動的趣味性。你也可錄製自己大聲唸出故事的影帶，播放給孩童看。因為許多光譜孩童喜歡看影片，且所帶來的挑戰及社會要求，低於爬上爸爸的膝蓋或並肩齊坐。如果這些都無效（或即便有效），你亦可使用電子書作為與孩童分享書籍的方式。在前往接受治療的路程中、外出或較長的汽車旅行中，於車內播放光碟。
- 透過晚餐時間的問答遊戲，練習溝通技巧。使用「Trivial Pursuit」（棋盤問答）卡片、自行製作的卡片或含有「getting-to-know-you」（漸漸認識你）之問題的書本，每天傍晚選擇一個問題進行問答。輪流閱讀問題與進行回答。讓所有家庭成員參與，讓孩童知道如何回答以及讓每個人參與遊戲。若孩童需要協助以專注在主題或練習精簡，可經由僅使用某些字詞或練習在 1 分鐘內回答問題的方式，向其挑戰。對於使用手語、圖卡或溝通輔具進行溝通的孩童，請給予充足的時間並鼓其進行溝通，且需確保孩童使用的系統能夠回答這些問題。
- 建立貼滿圖示的居家環境。在冰箱上張貼每週行程、在衣櫃抽屜張貼標籤、購買標有字詞或字母的布置用品。
- 找出適合孩童年級或年齡的課程及標準（可向老師、教育委員會索取，或上網尋求所處地區的標準），尋求進行教導的機會及豐富居家內容。尤其是你會想要找出該年齡之學童被預期應該知道與能夠進行的行為，然後決定你可如何協助教導此資訊或判定哪些課程對你的孩童最重要且最適合。例如，若五年級學生在學習美國的地區分布，你可用鹽巴和麵粉建立地圖，或完成美國的大型拼圖玩具。若你認為該標準對孩童而言過於複雜，你可每次教導一小部分（例如找出你居住的地區）。即便你的孩童有明顯的失能且無口語能力，你可開始向他介紹學齡程度的內容。例如，使用鑽研美國的同一個例子，你可從各州的觀光局蒐集手冊、使用具有五十五個州別特色的布置，以及分享自己州別的事實。請記住，即使孩童無法向你**展現**他所具備的知識，並不代表他不知道。

- 開啟電視機關閉的字幕功能。許多自閉症光譜孩童喜歡看見符合他們聽見之內容的文字。對某些孩童而言，這也是學習閱讀的工具。

2.12 為孩童倡議

倡議（advocacy）指的是支持（support）。學校系統中的支持可能包括提供資源、幫助他人看見孩童的能力與需求、分享家人及個人的見解及夢想。以下為你可有效為自閉症光譜孩童倡議的一些方式：

- 有備而來。攜帶紙筆、資料夾，甚或迴紋針或迷你釘書機。若你難以記住說過的話或無法攜伴參加或進行倡議，你也可攜帶錄音機。或者攜帶孩子的照片，將談話集中在孩童身上。
- 帶著想法而來。身為家長，你有權利有意義地參與個別化教育計畫（IEP）會議。你應分享你對孩童教育及未來發展的見解，對孩童的計畫提出建議目標（將想法寫下來，可更容易去遵循與整併這些建議），並對建議目標表達關心。
- 以積極的態度進行倡議。以合作之精神、積極之想法交流以及為孩童帶來良好結果的預期心態，前往參與會議。
- 瞭解你的價值。對你的貢獻及參與感到有自信。沒有人比你更瞭解你的孩子。你有豐富的資訊可提供給團隊，你的貢獻將是特殊且寶貴的。
- 提升自己對自閉症的知識，分享你的所學。研讀專題（請參閱第 5 章的資料及網站資源）、出席研討會，以及盡可能與其他自閉症光譜孩童的家庭進行對話。將研討會手冊、相關文章及支持和教學的想法帶至會議中。
- 學習認識孩童的權利，因為它們與教育有關。尤其是，你應要熟悉公法 94-142（PL 94-142），以及孩童在「最少限制環境」接受「支持與服務」及教育的權利。這些術語對於瞭解背景脈絡極為重要。例如，家長應瞭解若將孩童納入一般教室，則可使用許多前面所提到的支持與服務，支持此安置（例如整合式的職能治療、特殊座位及教學策略）。此外，家長應瞭解障礙的嚴重程度並無法支配安置或服務：重度障礙學生可成功地納入一般教室，輕度障礙學生可能符合許多支持的資格。

- 不要獨自前往。若需要協助以表達自我或瞭解專業用語或在會議中讓你感到不自在，請偕同倡議者一起出席會議。尤其適用於之後並未提供對照紀錄、幫助確認雙方聽到的內容相同以及雙方對目的、肢體語言及建議的解讀是否一致。
- 親身參與。當你擁有自閉症光譜孩童時，將會提升你對學校的參與程度。如果你還不認識校長、特教（或學生服務部門）主任、社工員、輔導老師、學校心理師，請試著去認識他們。如果你有時間與意願，其他形式的參與也對會你的孩子（及你的學校）有幫助，例如參與 PTA、參與學校事務、在學校擔任志工。如此不僅有助於你與孩童感覺對學校社群有更高的參與感，並可鼓勵其他學生、家長、老師及行政人員以相同的方式看待你們。
- 與倡議團體相互倡議並建立網絡。例如自閉症全國總會與美國自閉症協會，均會舉辦年度會議並提供資源豐富的網站。此外，每個州均有當地的美國自閉症協會分會與其他多種團體，提供資訊、教育、支持團體、技術援助及其他支援。為找出適合你的倡議團體，請先找出你的主要需求，再尋找可滿足這些需求的團體。若你關心健康問題，請尋找以健康為興趣的團體。若你想要在當地開發更多的就業機會與職業諮詢，請尋找以青少年及成人需求為焦點的團體。該團體並不一定是以自閉症為焦點，因此，請擴大你的搜尋範圍。
- 瞭解你的權利。若你的孩子符合特殊教育計畫或服務的資格，請學習瞭解並記住，你並不一定需接受任何安置、服務或計畫，且你可隨時終止某項安置、服務或計畫。
- 保持連絡。和孩童的老師及學校的治療師安排定期、短期、非正式的會議。你可確實將這些會議寫入 IEP 中。利用此機會瞭解孩子的進展情形、關心的任何領域，並確認你與團隊成員的觀點一致。為了與正式的 IEP 會議有所區分，我們認識的一個家庭將這些會議稱為 WFF 會議——每個團隊成員均可感受到事情在掌控中之「模糊的溫暖」（Warm Fuzzy Feeling）。在這種非正式組織中，不會有正式

IEP 會議所衍生的壓力源，你可能會與孩童的老師開始以孩童的成功為中心，建立真實的合作關係。你會發現，在這些會議中，有極高的可能可真正建立有意義的教育計畫，因而為較成功的年度 IEP 團隊會議預作鋪路。

- 保存良好的作業樣本、報告、IEP、評量與評估。取決於孩童的需求，當孩童離開學校時，這些文件可能會裝滿小風琴夾或整個檔案櫃或更多。這些紀錄將有助於你追蹤進展、清晰地與家庭醫師進行溝通及年度轉銜。

CHAPTER THREE

第3章

教師版檢核表

前言

以下章節將談及自閉症光譜學生之老師特別感興趣的議題。如本書前面許多的檢核表——包括家庭的章節內容——將可提供老師幫助，本章提供了教室與學校所特有的主題資訊。例如，本章納入的內容包括辨識的處理、教師態度、自閉症學習者之特定需求，以及蒐集更多關於自閉症標籤學生之資訊的方法。本章的其他檢核表則處理教師的日常需求，例如支持學校間的轉換期間與教室間的轉換期間、幫助學生成功完成作業、熱情與迷戀的處理。我們也加入老師的禁忌檢核表，如此，從在學校的第一天到最後一天都能夠避免出現常見的易犯錯誤。

因為老師也需要知道如何提供個別化的指導以及建構具回應性的課程，本章涵蓋了建立課程、提供明確指令、提供結構性、製造全班充分討論的機會，以及創建品質評量等檢核表。本章也特別納入兩個檢核表，協助教師設計適合且吸引自閉症光譜學生的讀寫與數學課程。

許多教育者也會尋找支持教室內正向行為的概念。預防教室內出現障礙行為的檢核表，將有助於尋求讓學生保持平靜、放鬆與感覺受到支持的方法；幫助學生成為倡議者的檢核表可提供避免出現困難與促進賦權（empowerment）的概念。本章的其他檢核表將有助於處理特殊的行為挑戰，例如學生的焦慮、完美主義及逃避作業。

最後，在目前多元且常見的融合教室內，教育者已漸趨尋求可促進合作、教導社交技巧、促進友誼、耕耘歸屬感的策略。本章列出處理這些目標的檢核表。想要學習更多，請參閱本書對於建立具支持性的教室社群的概念、幫助自閉症學生發光發熱的提示，以及為光譜學習者建立舒適與安全之教室環境的建議。

不管你是一位老師、輔助性專業人員、治療師、心理師、社工員或行政人員，希望以下檢核表可成為你工作中的有用工具。

3.1 若認為學生屬於自閉症光譜族群時，要怎麼辦？

診斷自閉症並非老師的工作。應該說，懷疑學生為自閉症光譜族群時，老師應進行觀察；嘗試各種策略與技術去支持學生的學習、行為或感覺障礙；並視需要將孩童轉介至非正式或正式的評估。以下為請求評估前，對學生最具助益的事情：

- 觀察。在心裡註記學生在不同環境和情境下的行為、互動及表現。寫下最後你認為對學生支持團隊與家庭有所助益的任何方法（例如工作習慣、障礙及學業需求）。
- 與同事討論。詢問該學生前一位老師的經驗。你可請那位老師分享任何成功的故事或對該學生有用的策略。你也可與學校的社工員、行為支持者或心理師進行對談，尋求你可嘗試的策略概念。
- 提供協助。毋須等到正式的診斷或他人的幫助才去提供孩童所需要的支持。任何在教室內遭受霸凌、需要學業上之協助、出現社交障礙、顯現焦慮或需要個別關注的孩童，均需要某種程度的回應，無論是否符合接受服務的資格或確實具有障礙。使用任何教室內既有的資源或建立資源，以滿足這些需求。可考慮從同儕、同儕小老師（學校內年紀較大的孩童）或教室內的自願者提供學生支持，並使用你已用於其他有相似需求之學生的策略。
- 嘗試、嘗試、再嘗試。執行各種策略來支持學習者，並註記哪些似乎有效以及似乎無效。你甚至可能需蒐集一些工作樣本，並與學生進行非正式的會談，蒐集更多關於學生觀點、需求及能力的資訊。
- 注意漸入佳境之處。列出學生的優勢。此資訊對於發展可支持學生的方法極為有用，亦可作為可能在當年度進行之任何評估中使用的工具。
- 考慮轉介。假如在依循這些建議之後仍有顧慮，你可能需填寫轉介單，並且將此個案轉介至學生支持團隊（student support team）。

3.2 自閉症學生的需求

自閉症學生需要心胸開放且願意學習更多不同事物的老師。以下為有助於自閉症光譜學生邁向成功的其他事物：

- 融合且友善的學校社群。
- 願意與學生家長和私人照顧者或治療師合作的學校團隊，共建無縫隙（seamless）且雙互支持的學習環境。
- 來自學習社群的支持與瞭解（例如校車司機與自助餐館的工作人員）。
- 同儕支持以及來自班級社群的學習機會。
- 來自所有成人之明確與精準的溝通。
- 每天在學校練習溝通技巧與能力的機會。
- 每天在學校練習社交技巧與能力的機會。
- 願意視需要調整課程、指導與評量方式的學校團隊。
- 主動與合作學習的機會，以及融入大量視覺、範例、示範、操作、模仿和互動的課程。
- 合理穩定的作息。
- 具組織性且容易找到想要之物品的教室。
- 在需要動作計畫的任務上提供協助，例如書寫、綁鞋帶與玩某些運動或遊戲。
- 尊重感覺功能差異。
- 給予選擇的機會，並可適度掌控環境、教材、課表與活動。
- 當感覺壓力過大時，提供可前往安全場域的機會（例如圖書館或辦公室的走廊或空間）。
- 在各種環境與情境下學習相同事物的機會，鼓勵將技巧類化（generalization）。
- 避免激烈的抵抗、爭吵、辯駁及冗長的口頭解釋。
- 專注於優勢、抱持高度期待並尋求每位學生之天賦的教育者。

3.3 對老師有幫助的心理習性

當老師開始服務自閉症光譜學習者時，常會出現許多疑問。「週一」早晨（**譯者註：比喻一開始**）他們會需要策略、訣竅與幫助。我們相信老師備妥充裕的教學與支持概念後再進入教室，是非常重要的，但我們也相信在深入實際之教學指南前，反映信念、價值觀、語言與感知，也是具有幫助的。以下為教導自閉症光譜學生時，須謹記在心的一些通用原則：

- 保持幽默感。不僅可前瞻性地預防情勢超乎預期的逐步上升，亦可發現具挑戰性之情境的光明面，且學生可能會遵循你而有相同的表現。
- 將學生及其家屬視為專家。自閉症學生太常被談論他們的標籤、生活與經驗，而沒有機會去訴說他們自己的故事並分享他們的現實環境。為了讓老師得以成功，他們必須對學生及其家屬的專業知識與經驗感到好奇並有興趣。大多數的家屬都會欣然接受老師對孩童成功表現的興趣，且這種合作無疑地將有助於建構更鞏固且更具功能性的學校—家庭夥伴關係。
- 著重於優勢以及已達成的目標。詢問學生過去已成功達成之目標的相關問題。
- 勿猜想最差的情況。瞭解學生可能已盡力維持適當的表現。時常表面上看似問題行為，實際情況卻是感覺問題、身體不適，以及無法有效溝通、瞭解或執行被要求之指令時的表徵。
- 維護學生的尊嚴。雖然每位老師無疑地均會想要保護學生並幫助他們建立自尊與自敬，但在忙碌的教室中，這些目標有時會不小心被放在教育的次要地位。當學生未達到目標或參與活動時，常是因為我們忽略了與學生間的關係。這些時候，我們常需停頓下來去聆聽學生，學習瞭解他們以及最能夠促進其學習的需求為何。
- 尋找複雜性。教育者必須不斷探索學生的天賦，並尋求可凸顯能力並可支持不同學習者之需求的情境。自閉症學生的老師必須相信學生是可以勝任的，且必須為學生設計能夠展現能力的舞台。尋求學習者之能力與複雜性的老師們，應不斷考量以下問題：我如何幫助學生找到成功？阻礙我發現學生能力的事物為何？如何幫助自己更清楚發現學生的能力？學生的學習狀況如何？如何從學生身上學習，以及學習什麼？

- 扮演教學者與學習者。學校需要有方法去讓學習者與教學者聚在一起並成為參與者相互學習的社群。教師必須有方法自我翻新並發掘出新的想法。有些老師可能願意透過專業的研討會或學院課程持續終身學習；有些老師可能會在自己的學校尋求機會，例如，有間學校每月辦理「分享概念」的咖啡聚會，學校內的每位工作人員均受邀出席。有些學校也會為教師與其他工作人員設立讀書會。
- 傾聽。扮演好傾聽者的教師，常會發現學生能夠直接或間接教導他們有關教學、學習、障礙、能力以及自閉症的知識。若有困難讓某些學習者參與及從他們身上取得資訊，可尋求替代性的溝通方法。你可以在學習者在家時撥電話給他、傳送電子郵件或文字訊息，或簡單地在教室寫個便條給他。

3.4 學習瞭解自閉症

教師常渴求獲得更多關於自閉症的資訊，且可能會假設他們需要打開古老的教科書或在網際網路上尋找與自閉症或亞斯伯格症候群有關的事實。事實上，有許多不同的方法可學習瞭解自閉症，因為有許多學習者具有該標籤。以下為可更加瞭解自閉症以及教導自閉症光譜學生的一些方法：

- 詢問與傾聽。若可能，與學生以非正式的會談方式討論他的特殊能力、需求、優勢與喜好。你可在學期開始前進行此類會談，或單純在午餐時間與學生坐在一起閒聊。
- 從自閉症光譜族群身上學習。過去二十年來，已出版多本自閉症人士的自傳（建議書單請參閱第 5 章的清單）。使用這些作為學習自閉症族群多元性及許多自閉症光譜族群之能力、優勢與努力過程的第一步。此外，目前有許多自閉症光譜族群在辦理巡迴演講，並在各國提供為教師及家屬辦理的工作坊。當這些講者來到你的國家時，可嘗試出席聆聽。
- 進行家庭訪視。當然，訪視每位有特殊學習需求的學生家庭是相當耗費時間的，但對於某些學習者而言，此類訪視是瞭解個體所知與所能的最好方法。許多學生，尤其障礙程度較為嚴重與明顯者，對周遭人員、教具與環境感到熟悉時，最能夠發出光芒（**譯者註：發揮潛能**）。可利用訪視介紹你自己、與家屬對談、觀察學生、讓自己熟悉個案使用的任何改造設備或特殊教具，或甚至與學習者進行社交互動，讓他對你以及對學校感到更為自在。
- 尋求來自家長團體的支持與資訊。自閉症光譜族群的家屬具有豐富的資源，且常常願意分享他們的故事與交換想法。你幾乎可在任何社區中找到這些團體，且他們常會開放活動和會議給教師、社區工作人員及其他有興趣於更加瞭解自閉症者的人參與。
- 外展延伸。許多與自閉症相關的組織會贊助資源博覽會、各種主題的講師及一年到頭的工作坊。例如美國自閉症協會在各州均有許多分會，其中有些非常小型而僅可提供外展服務與資訊提供，但其他有些會贊助研討會與其他學習機會。

- 與同事聊聊。和融合教室內成功教導有多元需求及能力之學生的其他教師聊聊。若學生過去曾在普通教室內接受教育，則和在該情境內提供學生支持的老師交談，可能會有幫助。具特殊教學角色的教師，可能會發現與會分擔責任的其他人交談會有幫助。例如，科學老師可能會發現和該學生過去的科學老師談話，將會極有幫助；而學生的語言治療師可能會想要與該學生之前的治療師交談。
- 假如你的班級有許多自閉症學生或你對於這些學習者的需求特別感興趣，你可能需參與自閉症族群的教導課程。這些課程已比以前更容易取得，並可在社區學院與大學中找到。某些課程並提供了其他形式的學習（例如網路研討會與遠距教學），且常為了符合忙碌之專業人員的需求而進行設計。特殊教育或學校的學生支持服務中心可能擁有你所屬區域可提供的資源資訊。初入門者可前往 www.tash.org 取得現有之收費低廉的網路研討會清單。雖然並非所有研討會都是特別針對自閉症，但大部分均與身障者的教學有關。
- 觀察學生在既有教室環境內的表現。此類觀察應該著重於學生的成功：學生可以將哪些事情做好？優勢為何？學生為了成功已做了哪些努力？觀察的教師也應記錄學生現有教師的問題。
- 搜尋網路。前往各種網站，不僅為了學習瞭解自閉症，也為了與其他教師交談並取得想法與靈感。請參閱第 5 章我們所建議的網站，包括 Paula 的網站（www.paulakluth.com），其中擁有大量經過 K-12 教師測試過的想法。

3.5 鼓勵自我倡議

教師可能無法隨時將自己認定為倡議者，但如果自閉症學生即將成功，他們需要可支持與幫助他們感受並實踐賦權的教育者。以下為鼓勵自閉症光譜學生自我倡議的一些有效方法：

- 為學生定義倡議與自我倡議，以及分享學習相關技巧的重要性，例如為自己建立願景、定義能力與努力，以及表達需要與需求。
- 自己作為倡議者。在許多案例中，班上有身障學生的教師，需負責教導其他教育者認識身心障礙以及支持學習者的方法。請確認在所有談論學生的對話中，均使用正面且尊重的方式進行。幫助學生獲得他所需要的服務，並且幫助其他人提供必需的支持。依據學生的年齡，可能適合告訴學習者你為學生倡議的方式、使用的策略，以及你認為倡議很重要的原因。
- 教導適合個體學習風格的自我倡議策略，提供蒐集資訊、分享知識及教育他人的選擇。對於想要同儕知道他的自閉症標籤及相關需求的幼童，可詢問他是否想在課堂上正式分享資訊或僅只想要告訴一些同學。若他想要正式分享資訊，可讓他選擇撰寫「自我介紹」（All About Me）並唸給同儕聽、準備投影片進行分享，或僅只在其他學生分享資訊時（例如在「每週學生」[Student of the Week] 介紹時），告訴其他人相關特性。
- 指引學生正確的方向。辨識有助於學習倡議的好資源，例如網際網路、當地的支持團體，以及有用的書籍與指引。在某些案例中，可能也適合建議學習者參與當地、區域性或全國性的研討會，讓其能夠聆聽到其他自我倡議的報告內容。美國自閉症協會或其他倡議組織的某些地方分會，可能也會贊助支持團體或社交技巧團體，學生將可遇見其他自閉症光譜族群並努力增長社交能力與自信心。
- 和學生創作一本倡議筆記本。鼓勵其蒐集與自己需求及能力有關的內容。筆記本可能涵蓋的資訊包含自閉症、喜愛的書籍、電影或各主題資源的清單、出席研討會的小冊子、隸屬之任何倡議團體的工藝製品，或學生建立之任何與其光譜生活相關的內容。

- 與學生一起創造個人的自我倡議成果。並非所有學習者都能夠在 IEP 會議中表達他們自己的需求，或將他們所能完成的事情、他們的需求以及他們的感覺表達出來讓老師知道。有些學生只是缺乏完成這些事情的自信或技巧，其他有些人則可能太過年幼或尚未習得所需的溝通技巧。對這些學生，很適合幫助他們建構個人資料夾、視訊短片、小冊子、投影片簡報、網站，或甚至是能夠發給新老師及其他工作人員的簡單「名片」。無口語表達的學生可簡單為其建立簡短的書面資料帶至 IEP 會議或提供給新的工作同仁。此資料可能包括幾張展現喜歡之活動及優勢領域的照片；教師與父母並可加入有用的支持想法。

3.6 處理學生在教室中的迷戀與熱情

無論你的學生喜歡鯊魚、重型設備、縫紉機、遊戲節目或「愛爾蘭」（Ireland），可在教室利用他們的迷戀物，並結合至課程和指示說明中。以下為處理自閉症光譜學生迷戀物的一些方法：

- 考慮改變你的某些用詞。大部分教科書、專業人員與專家，將迷戀與熱情歸為「固著」或甚至「興奮」（stims）。使用較為柔和與較普遍的語言，諸如「熱情」、「喜好」、「特殊興趣」、「喜愛」或「專長領域」等用字，可能有助於教師將學生的喜好視為工具而非麻煩事。
- 思考你的課程。任何興趣都可作為 K-12 課程的一部分。可請喜愛火車的學生撰寫一篇關於乘坐貨車車務員專用車廂的故事（語言藝術）、在網際網路上鑽研不同的鐵路（電腦與研究）、計算美國每條鐵道路線的距離（數學）、比較與比對不同種類的引擎，例如蒸汽與電動柴油引擎（科學），或進行關於美國陸地傳輸之獨立研究計畫（社會研究）。或是從有興趣的領域開始腦力激盪的過程，你可開始為每位學生尋找課程主題並因而產生想法。當你檢視七年級的科學課程並觀察到技術、質量或力學課程時，可考慮將孩童對電梯之興趣併入即將進行之課程主題中。
- 尋找運用個體興趣去豐富教室中之學習過程的方法。在接下來的課程裡，是否有任何方式可讓學生教導其他學習者與其興趣有關的內容？喜歡鯨魚的孩童，是否可在海洋課程中討論這些動物？喜歡地圖的學生，是否可在社會研究中教導同儕一些製圖技巧？
- 使用迷戀物鼓勵學生社會化及閒談。自閉症學生——尤其是亞斯伯格症候群及其他具可靠之溝通能力的學生——常被指控社交技巧不佳，尤其是無法成功投入閒聊。學生可能有此技巧障礙，因為他們難以想像如何進入對話，或只是因為投入他們不熟悉的對話時，無法感到自在。鼓勵學生談論本身之喜好以加入對話，是減輕對該領域之恐懼、焦慮和疑慮的一種方法。當然，若學生在閒聊時僅談論自己的熱情將會造成問題，但我們認為若教導學習者監測討論自己熱情之時間長短或在對話中建立輪流之機會，迷戀物可成為與熟人及相關之陌生人閒談的適合主題。此概念很重要，因為若學生無法利用專長領域作為進行對話的方法，則可能會完全不參與對話。

- 准許和興趣相關的特別加分機會。若學生需要升級或投入更多時間在具有障礙的內容或技巧時，你可將學生的熱情與提出的加分計畫相互搭配。若學生需要更多閱讀流暢的作業，可請他創作或尋找與其喜好之主題領域有關的短篇書籍，並為其建立在學校練習將這些書籍唸給校內幼童聆聽的機會。
- 以優勢處理困境。利用學生興趣教導其不熟悉或困難的事物。例如，可利用對足球的熱情教導數學中的統計學。
- 利用興趣幫助學習者度過困境。例如，你可讓學生在消防演習的過程中保有喜愛的物品，或在作息改變而感到壓力時，討論喜愛的神話故事。
- 幫助學生發出光芒。具自閉症標籤的學生可能需利用其熱情或迷戀展現其天賦，並向他人展現其智慧的一面。這對被標籤為具挑戰或棘手的學習者而言，尤為重要。辯論團隊可作為想要透過結構性方法分享所知的族群使用。社團是另一種可能。擅長解決問題的學生，可能會想要加入數學奧林匹亞比賽（Math Olympiad）；喜愛政策的學習者，則會渴望加入模擬聯合國會議（Model UN）。
- 以迷戀物為起點。老師亦可利用迷戀物將學生與新的興趣及研讀領域加以連結。可請喜愛談論天氣的學生閱讀報紙中與天氣有關的新聞，然後哄誘其瀏覽股價、棒球比數或地方選舉的新聞報導。可鼓勵迷戀各國國旗的學生，隔週以不同國家的國旗布置公布欄，並列出該國家之介紹、住民、特產或地理環境。可請對數學有興趣的學生準備一系列知名數學家的簡介，並因而同時建立其對歷史的興趣。若一再重複這類型的儀式，個體或許就可以擴增其興趣範圍並學習新的標準概念和資訊。

3.7 支持追求完美的學生之策略

許多自閉症光譜學習者均受困於完美主義。此特性在不同的學生身上會有不同的表現。有些學生會想要一再修改其作業；有些則會害怕嘗試新事物；還有其他學生會因為需要不斷清理或整理教材而感到壓力過大。以下為支持追求完美之自閉症光譜學生的一些方法：

- 專注於正向表現。試著避免直接處理學習者不適當或不正確的行為。以鼓勵性或正向的語言代替，並給予示範，可能是較為有效的方式。例如，不告訴幼童寫錯字，你可以說：「讓我們來查字典，檢查是否所有用字均有正確拼字。」
- 談論自己。所有學習者均可從討論自身學習風格、偏好及所面臨之障礙的老師身上獲益，因此當你面臨學習上的困難或犯錯時，請與所有學生進行討論。分享嚴重的錯誤（例如忘記重要的赴約）和輕微的錯誤（例如在黑板上寫錯答案），並仔細討論處理方式（例如不斷祈禱、整理問題或忽視它）。
- 鼓勵所有學生「逕行嘗試」與冒險犯難。建立可鼓勵學生探索新技巧和新經驗的安全教室環境。並在課堂上討論冒險犯難。例如，在亞伯拉罕・林肯（Abraham Lincoln）的課程中，老師可能會提及他的許多挫敗和政策失利，及其勝利。
- 與學生討論設定合理的目標。時常讓學生練習設定目標。例如，請他設定考試分數或一個月可準時到校之天數的目標。
- 教導學生為專案計畫或其他作業類型設定時間限制。讓學生練習在計時器響起時停止作業。有些學生甚至可能會喜歡以遊戲的方式學習此技巧，亦即你可讚美或獎賞他在「鈴響時」停止作業。最後並教導學習者為自己設定截止時間、最多重寫次數或嘗試次數。
- 試著教導讓一切過去或並不完美的真言（或許可製作印有真言的索引卡），並教導學生在面對壓力時，重複誦讀名言警語（例如「沒有人是完美的」或「至少我已嘗試過」或「冒險本身就是獎賞」）。

3.8 支持抗拒或拒絕作業之學生的策略

新開始、轉換、冒險及參與嶄新且不熟悉的活動，對自閉症光譜族群均會帶來挑戰。學生可能會以「僵住」、恐慌或拒絕參與或回應，對這些挑戰作出反應。以下為敏銳地支持抗拒作業之自閉症光譜學生的一些方法：

- 檢查抗拒背後的任何潛在原因。學生是否難以瞭解需要完成的事情？是否具有完成要求之任務所需具備的技巧？是否具有會影響完成作業的感覺功能問題？
- 使用「首先—然後」的看板。在左手邊畫上或寫上首先需處理的任務（例如完成四則運算作業）。在右手邊畫上或寫上完成前述活動後，學習者可參與的任務或活動（例如在電腦上玩賽車遊戲）。
- 分享理由。有些自閉症光譜學生可能會抗拒缺乏意義或目的之活動。分享進行該活動的「原因」，可能對某些學生有用。例如，不想一再透過班級表演練習對話能力的學生（因為已經瞭解該表演的內容），可能需要更多關於排練以及為何演員需要練習的資訊。甚至你每次可提供新的目標，讓學生在每次排練均有嶄新的經驗。
- 利用特殊興趣或擅長領域，鼓勵並吸引學習者的動機與興趣。若學生不想（或無法）完成你分配給他的詞彙定義，可將這些詞彙與學生的興趣領域加以結合。例如，喜歡 Paula Dean 這位電視烹飪天才的學生，可讓學生用食譜卡代替筆記本，寫下所有分配給他的詞彙。
- 從少量開始。若學生持續拒絕某特定任務，可提供僅需進行極短暫時間的機會。進而逐漸拉長參與該任務的時間。
- 教導學生學習的方法。試著提供可賦予學生權利的選擇，並幫助學生探索自己的學習喜好，例如「你想要坐在書桌或坐在地板完成任務？」或「你想要寫下答案或畫出答案？」
- 試著與學生一起或為他展開任務或活動。例如，若學生不願（或無法）開始書寫分配到的小品，教師可幫他寫下第一個句子、與學生一起寫下第一個句子，或在學生經由口頭分享一些句子時，擔任抄寫員的角色。

- 幫助學生從他人學習。學習者可能極不願嘗試新事物、展開似乎太過困難的事物或參與感覺具冒險性的活動。讓另一位學生分享該活動對某些人具有撫慰效果的正向經驗。更好的是，讓學生定期彼此分享成功經驗，特別針對在某些階段會引起不舒服或需處理艱困作業的人。

3.9 幫助學生處理焦慮

並不是所有的自閉症學生都會出現焦慮，但許多人確實會出現。不幸地，並非所有學習者均可瞭解本身的焦慮，或是能夠有效率地溝通表達這些焦慮感，因此出現焦慮的學生可能看起來目空一切、不順從、不專心或不投入。所以當老師觀察到這些行為時，需要考量焦慮可能是根源，並給予適當的支持。以下是幫助自閉症光譜學生處理焦慮的一些方法：

- 將自我覺知（self-awareness）設定為學習者的目標。幫助他們命名與解釋情緒，鼓勵他們與教職人員或信任的同儕分享感覺和困難。持續向學生介紹新的詞彙（例如痛苦、沮喪、得意洋洋、憂鬱、滿足），使其更能夠精準表達感受。
- 辨識線索。詢問學生家人關於學生的「壓力信號」。例如，在感到挫折、沮喪或緊張時，是否會出現姿勢、音調或動作上的變化？
- 處理早期徵兆。若學生出現感到焦慮的信號（尤其是焦慮逐漸上升）時，可與學生討論你所觀察到的。你可能會說：「Jon，我可以聽到你喃喃自語，是否有什麼需要？我可以幫忙嗎？」
- 教導學生如何以口語或非口語的方式表達苦惱。例如，你可能會教導他代表「我需要休息」的信號（簡單如將橡皮擦放在桌上，即可有效運作且不唐突），或提供特殊的「通行證」卡片，可讓學生在感到負荷過大而需離開教室時交給老師。
- 提供我們用來處理壓力的常用策略，例如聆聽一些音樂、短程的散步、使用視覺化（visualization）資訊、投入正向的自我對話。
- 視需要在一天之中提供可預期的休息。不過，請確認該休息活動的適齡性，並仔細處理讓學習者得到需要的撫慰，但又盡量不去破壞學校作息的連續性。
- 與家庭對話、分享、提供支持。有些學生在學校的作息中能夠有良好的表現，但在進入家門後，卻會變得混亂。許多自閉症光譜族群常有在家中（安全場所）而非在學校變為混亂的傾向。因此，家長與教師間必須定期溝通，以便調整在學校中提供的支持，減少在家中遭遇的任何困難。

- 鼓勵建立連結、對話與社群。在特別具壓力之一天結束的時候，請安排與社工員、教師或具理解力的同儕進行短暫的討論。在這些時段，請讓學生解釋發生的事情，並將大部分的時間用在發展可避免日後遭遇這些障礙的策略。

3.10 建立具支持性的班級社群

若教室不是能夠安全遊戲、學習及互動的友善空間，學生可能會有練習社交技巧的困難。以下是為自閉症光譜學生建立更具支持性之班級社群的一些方法：

- 詢問意願。詢問自閉症光譜學生是否願意與其他學生分享關於其診斷標籤的資訊（若願意，並詢問分享之方式）。有些人可能會想將資訊保密，而有些人可能想要談論他們的功能差異。
- 向所有學生傳達你的哲理。從上學的第一天到最後一天，讓學生瞭解並非所有學生都會得到相同的待遇是很重要的，而這些期待、關注、說明指示甚至是課程上的差異，是必須存在且適當的。你可表明有視力問題的學生可能會坐在教室前方、有感覺障礙者可能需使用撥弄玩具或安排不同的座椅，而對某些作業尤具障礙者，可能需更換不同教材。當老師持續個別回應所有學習者時，學生可較不去在意為何某些學生需做某些事而有些學生卻不需做。
- 建立民主制度。無論你教導的是幾年級，**與**學生而非**為**學生建立班級規則，將可帶來幫助。在教室管理上提供意見的學生，比較容易遵守規則與政策。
- 禁止霸凌。明確指出教室內不可罵人、欺負及騷擾。更進一步，請學生討論在無安全感之學習環境下的經驗。請他們提供維持教室對所有學生之安全感和舒適感的想法。
- 與所有學生討論對於通力合作的期待。提示合力與合作的樣貌（例如分享教材以及大家輪流）和說法（例如「可以換我嗎？」或「你認為如何？」）。
- 利用角色扮演來示範合作。帶領一些學生扮演聯合任務，例如製作點心。解釋該任務的目的是為了幫助我們去思考通力合作的意義為何。當自願者通力合作數出營養棒的數量和倒果汁時，請講述任務的每個步驟。指出學生彼此幫忙、尋求支持與溝通互動的不同方式。若你想要教導或解釋非常特殊的行為，可提供腳本給學生扮演。

- 創造建立團隊的機會。利用合作性的遊戲、主動學習以及社群營造活動，鼓勵學生尋求與提供支持，並彼此互相學習。當學生有機會在不同情境與活動中和他人互動時，學生對尋求幫忙和提供協助會感到較為自在。
- 透過課程團結一致。透過諸如打破僵局的東西、遊戲、反思寫作、美術、日誌、讀書會或說故事等結構，尋求可讓所有學生分享需求、努力及天賦的方法。不願討論對一致性和順序感之需求的學生，若是參與討論小說中具相似特徵的主角，可能會感覺受到鼓勵而願意說出。
- 鼓勵每位學生分享其獨特之處。考慮讓學生分享其個人故事，作為在教室內建立連結的一種方式。可能請學習者寫自傳、記錄生活內容、擔任「每週學生」或只是填寫可張貼在公布欄上的「自我介紹」工作單。
- 自閉症學生太常接受他人支持或服務，而缺乏提供相同支持或服務的機會。諸如打掃公園、教導幼童或為退伍軍人製作護理包，均可強化班級社群，並幫助所有學習者成為助人者。

3.11 建立舒適的教室環境

若自閉症學生感覺不舒服，就會難以維持專注力與學習能力。在規劃自閉症光譜學習者之學習環境時，必須同時考量空間與教室座椅、照明、聲音與氣味的運用。以下建議有助於提升教室的安全性以及對自閉症光譜學生的友善性。

・空間・

- 建立寧靜的學習空間。在大多數學校中，並沒有多餘的備用教室，但如果願意，行政人員可以將某些空間轉換為可讓任何學生進入的全日型寧靜學習空間。在擁擠的學校裡，老師也許可以和學校的圖書館員或自習教室管理員一起建立適合學習或方案規劃的空間。或是在走道設置一些椅子甚或小桌子（若消防規範許可），提供給任何需要從鬧哄哄的教室中出來休息片刻的學生使用。
- 尋找可積極學習的空間。雖然許多學生需要安靜，另外一些學生卻需要運動、活動和互動。無法坐在書桌前或在教室內維持低音量的學生，可和少數同學在不同的環境下研讀一些教材，或在社區環境下參與小型團體的相關課程。
- 為不同活動建立不同的區塊。例如，高中老師可能會規劃儲藏室、教材室、小型圖書室、活動桌。小學老師可能會規劃偶戲團和戲劇表演中心、閱讀角及所有班級的集合處。若可能，可將空間再行區隔（使用家具、紙膠帶或將地板塗上不同顏色），幫助學生瞭解這些空間的使用方式。
- 保持人潮集散地的通暢。削鉛筆機、班級圖書和用品櫃應放置於獨立的空間，且應避免影響教室的功能和活動，或至少應遠離最容易分心的學生座位。若有學生不斷經過自閉症學生的座位或她正在注視的黑板，自閉症學生可能會感到挫折。

・座椅・

・舒適座椅。有些老師會為教室的一部分座椅安裝座墊，或在教室的特殊空間擺上幾張扶手椅。我們所認識的一位高中老師，會將四張學生書桌併在一起，空出幾乎一半的教室作為社群空間使用，並擺放二手咖啡桌、兩張雙人椅和大張的軟墊腳凳。相似地，我們曾訪視的一間小學教室，擁有一個擺滿抱枕、方毯和填充玩具的舒適學習空間。

・提供地板。有些學生可能喜歡坐在地板參加某些活動。這些學生可使用附有紙夾的筆記板或膝上桌進行作業。

・搖搖椅是 K-12 教室的好用器具。無論是否有自閉症，學生都會喜歡偶爾可邊搖晃邊閱讀、邊搖晃邊做事或邊搖晃邊放鬆的機會。

・提供軟墊。繫上椅墊是能夠提供給教室所有學生使用之最簡易的座椅改造。因為成本低廉，可考慮將教室內的每張座椅添加軟墊。合併或未合併感覺功能問題的學生都會喜歡使用，並可能因此而受益。

・放置家具。若空間允許，小型沙發椅、雙人椅或扶手椅都可提升教室的親切感、友善性和舒適性。

・持續尋找創新品項。除了已經提供的其他建議外，可嘗試使用閱讀枕、運動墊、健身球、草坪家具、摺疊椅、腳凳、大型地板躺枕等。

・照明・

・若可以，請放棄使用螢光燈（日光燈）。螢光燈會影響自閉症學生的學習、行為和舒適度。欲判斷螢光燈是否會對教室內的學生造成問題，可關閉頭頂燈一天，觀察此改變是否會對學生造成任何影響。若照明確實對某些人造成影響，可能需要替換為白熾燈泡，或嘗試不同的照明方式。

・如果可行，盡量降低燈光的亮度。

・使用向上投射而非向下投射的照明方式。

・嘗試不同類型的照明。打開前方的燈光、關閉後方的燈光，或以交替的方式打開、關閉燈光。有一間教室的老師，將白色的聖誕節燈飾串在白板四周，並將夜燈插在教室周圍的不同插座，提供更平靜的感覺。

- 嘗試不同色系的照明。例如，在教室某區塊嘗試粉色系的燈泡。
- 嘗試不同色系的紙張。有些學生發現在螢光燈下使用白紙尤為困難。學生會受到紙張反射的強光所干擾。
- 建議遮光。在課間休息時可配戴太陽眼鏡，或甚至可嘗試在室內配戴（尤其是靠近螢光燈處）。戴上棒球帽或遮陽帽，亦有助於學生避開直接的光源照射。
- 移動學生的座位。有時問題並非出於照明本身，而是光線在牆面或其他表面上的反射。
- 與庶務管理人員溝通。螢光燈用久了會比較容易閃爍。若必須使用螢光燈時，請盡量使用最新的燈泡。
- 是光線或聲音所致？相較於螢光燈照明，有些學生較容易因為聲音而分心。在這些案例中，學生在讀書時會想使用耳塞。在其他例子中，僅需將學生稍微遠離噪音處，即可有所幫助。
- 擁抱大自然！老師亦可試著將自閉症學生的座位盡量移近窗戶。若有充足的自然光進入教室，即可關掉學習者座位上方的燈光。

・聲音・

- 障礙評估。某些自閉症學生不僅需辛苦應付大多數人感到擾人的聲音（例如汽車警報器或用砂紙磨木頭的聲音），尚可能對被多數人過濾掉甚或感覺愉悅的聲音，出現負向的反應。學生也可能對大多數人感覺愉悅的聲音出現負向的反應，卻對關門聲或孩童的尖叫聲完全無法作出任何反應。
- 調查。老師能夠幫助學生適應聲音的方法之一，是與家屬討論學生感到最難忍受的聲音。一旦找出造成干擾的聲音後，最好的處理方式可能包括讓學生盡量遠離音源處、移除音源、以某些方式改變聲音（例如更換老師的電話鈴聲），或改變學生的環境（例如更換英語課的教室位置，避免鄰近樓梯間）。

- 在某些活動或某些學校建築中（例如體育館），嘗試使用耳塞或耳機。瞭解在你找到對學生有用的方法前，你可能需要嘗試多種方法。有些學習者會戴耳罩，有些則只願意使用有泡棉包覆的耳機。
- 耳語。盡量輕聲細語。事實上，許多自閉症光譜學習者較容易掌控輕聲細語，因此，可嘗試以降低音量代替吼叫，來吸引學生的注意力。
- 降低教室噪音。鋪設地毯或使用剩餘的布料，可降低回音與噪音。較便宜的解決方案是將網球切開並裝在椅腳或桌腳；此調整可減輕家具在地板拖曳的尖銳聲音（請當地的 spa 健康中心或網球俱樂部捐贈網球）。
- 可否改變聲音？例如，若學生在聽到拍手聲時會蜷縮起來，可以發展另一套表揚學生表現、慶祝生日和進行集會的系統。若哨音會傷害學生的耳朵，可以請體育老師使用擴音器、音樂或手勢來起始和停止活動。
- 幫學生準備好因應聲音。若老師知道學校的鈴聲即將響起，可提示學生摀住耳朵或僅需告知以為因應。或者老師可以在學生的每日課表上註記某些不悅耳的聲音（任何規律出現的聲音），好讓學生做好心理準備。
- 在吵雜或混亂的環境中讓學生聆聽輕音樂或對所有學生播放輕音樂（例如古典音樂或背景音樂）。
- 尋找因應策略。許多學生對於會引起問題的聲音具有有效的處理方式。例如，某些學習者在受到聲音干擾時，會專注於某物件或在紙上塗鴉。若可能，請注意這些策略而避免去干擾他們。雖然學生的因應機制未必會完全外顯，老師應以開放的心胸去看待可能對學習者有所幫助的行為，例如拍手和彈手指，以避免學生出現可能會造成更大衝突的行為。

・氣味・

- 減少使用噴霧、水劑、塗抹用品等。許多自閉症族群陳述香水和其他個人用品會引發一些問題。若學生似乎會逃避特定人士或僅偶爾才和該人士有所互動，可能是學生對該人士的香水、乳液、髮膠、修臉潤膚露、古龍香水或洗髮精出現反應所致。若學生對這些氣味類型極度敏感，老師和其他在教室內提供服務的專業人員，應盡量避免使用有香味的產品。在中學，老師甚至可能需和全班同學一起討論此議題。班級同學可能會願意限縮某些健康和美妝產品的使用，好讓同學感到較為舒適。

- 食物氣味極易引起自閉症學生的分心。若你班上有特別敏感的學生，你可能需作些改變。在派對開始前將生日與節慶餐點擺設在教室外，以及將孩童的座位安排遠離廚房和咖啡廳，是兩種可處理此感覺功能差異的方法。注意有香味的奇異筆、書籍和貼紙（通常有水果、糖果或香氛氣味），也可能引起某些學生的問題。
- 保持通風。在有濃郁氣味的教室內（例如美勞教室、咖啡廳或科學實驗室），可將學生安排在接近門口或開啟窗戶的座位。或提供小型個人風扇，降低該氣味所造成的衝擊。
- 除去氣味。若學生因為教室寵物、科學實驗品或成疊書堆的霉味而苦不堪言，則應為發出該氣味的源頭尋找新的放置場所。可將寵物移至圖書館、實驗品可放在鄰近教室、書堆可收藏至櫥櫃內。

3.12 在教室內提供明確的指令

某些自閉症光譜學生會難以瞭解複雜的任務；有些則對口語指令普遍具有障礙。無論學生出現的困難為何，以下想法將有助於你更明確地進行溝通以及更有效地提供指令：

- 盡量示範與告知。這對於如果有超過兩個步驟的指令特別重要。在這些案例中，可在黑板逐步列出明細，好讓學習者有所依循而不會遺漏重要資訊。對於需要較多視覺支持的學習者，可在指令中添加圖示或照片輔助。
- 避免加重學生的口語指令負擔。一次提供一種指令，並讓學生有充裕的時間處理與反應。
- 若需較長的處理過程，可考慮建立檢核表，並將步驟列在核取框旁邊，讓學生在完成時予以勾取註記。
- 盡量明確。切勿以模稜兩可或容易產生誤解的方式提供指令或資訊。例如，比較好的表達方式為「請拿起桌上的所有紙張，放入你的藍色文件夾」，而非「清理你的桌面」。同樣地，詢問「可不可以不要虛度光陰，快將作業完成？」不如說「請停止遊戲，完成最後兩個問題」。
- 避免比喻性的語言。許多自閉症光譜學習者很難瞭解比喻（「這作業簡直是頭熊」）、玩笑（「你的動作跟 1 月份的糖漿一樣慢」[**譯者註：藉 1 月寒冷時節黏稠到幾乎流不動的糖漿比喻**]）、誇大（「我已經請你完成那件事一百遍了」），而較能夠瞭解平鋪直述的語言。
- 盡量提供範例。若你要學生「沿著長邊」對折紙張，最好可將有垂直折痕的紙張樣本豎立起來。在分配學期報告時，可在桌上擺放幾份讓學生瀏覽，作為作業的樣本使用。
- 檢查瞭解程度。若你擔心學生不瞭解你的指令，可請她重複背誦給你聽。
- 等待。切勿在教室的混亂時刻給予指令。請確認學生均已安靜且未分心。

3.13 在教室內提供結構性

大部分的自閉症光譜學習者在教室具備組織性、可容易找到與儲放教材，以及列出的期待與宣達的一致時，能有最佳表現。以下為在教室中提供自閉症光譜學生更多結構性的方法：

- 盡量建立可預期的作息。
- 試著溝通明確的活動和課程的起點與終點。
- 盡量以可預期的方式架構單元課程。例如，所有科學單元均可從預覽或大綱開始，然後是明確的學習目的以及入門實驗或試驗。
- 建立所有學生均可期待的每日和每週的慣例（例如週五下午的合作遊戲）。
- 將作業分成幾個有意義的部分（例如，「首先研究一位發明家。然後在圖書館尋找一本相關書籍。閱讀完成後，與 Hurly 老師一起進行討論。」）。
- 在黑板上公布每日課表（但別忘記在下面註記「課表可能會有變動」），並提供個人課表給整天均需隨手取得此資訊的學生。在出現變動時，請務必更新課表內容。
- 保持乾淨。支持自閉症學習者的方法之一即為避免視覺凌亂。整齊地安排工作區域，並在適合時，加入可輕易辨識的標籤和容器。即使你任教於高中，若教室像幼稚園教室一樣有組織性，亦可為自閉症學生帶來助益。例如，幾何學老師可能會有清楚標示「量角器」、「圓規」、「備用鉛筆」和「幾何板」的塑膠箱推車。
- 請學生特別費心維持教室整潔，並將教材收納至書桌與櫃子。提供學生保持井然有序的建議。例如，不是請所有學生清理桌面準備進行測驗，而是改為「將各位的筆記本收到書桌下」。你也可提供一些如何整理桌面、櫃子、小壁櫥或背包的概念（例如「將你的量角器收到鉛筆盒，且只能收到鉛筆盒內；那麼你隨時都知道可在哪兒找到它」）。

- 讓大家一起動起來。為了使教室的維護工作盡可能簡易，你可分配教室工作給所有學生。例如，有些學生可負責維持書櫥的擺放次序。此類活動可充分利用學科性的學習經驗。較年幼的學生可練習字母編碼活動，較大的學生則可學習杜威十進分類法（Dewey Decimal System）或建立他們自己的分類系統。學生也可負責照護植物、整理筆筒、擦黑板、組織公布欄、保持文件夾的整齊、對齊桌子、清理回收籃、將新資料或資訊寫在白板或黑板上、依序排列桌子與地板清潔。
- 建立小隔間。對於易受周圍視線干擾而分心的學生，老師可用硬紙板建構研讀小單間。將大片的硬紙板（約 45 公分高）折成三等分後放在學生的書桌上，將他與其他學生、教室教材、教室周圍之視覺資訊隔離開來。因為這些小單間可輕易建構且成本不高，老師可提供給教室內任何有需求的學生使用。另一個選擇為攜帶一個或兩個閱覽桌（常見於大學圖書館）到教室內，作為任何需要隱私或專心研讀之學生的隱蔽空間。
- 建立書桌地圖，讓學生可獨立找到物品與歸回原處。僅需將書桌的所有物品畫在小張的索引卡或一張紙上，並將其黏貼至學生桌子上方或桌面內側的「頂端」。教室、學生的櫃子或甚至是書包，均可建立相似類型的地圖。
- 清楚地公布重要資訊。你可將日曆、時鐘和每天的作息存放在教室的資訊區或模範生區。任何年齡的學生均可負責寫上每天日期、視需要更新日曆，甚至是每天早上寫下行程和其他資訊（例如今日天候、股市行情、「歷史上的今天」，或每日詩詞。）
- 利用書面資料。為教室的不同部分（例如，如何從班級圖書館借書）或不同活動（例如，運動前如何進行伸展操）撰寫可使用的說明手冊。

3.14 與自閉症學生在心中建立課程

設定明確的目標、提供多元呈現方式、鼓勵互動、使用各式教材，都是讓課程更具吸引力並可引起廣泛學生（包括自閉症）興趣的一些方式。以下為建立適合自閉症光譜學生之課程的一些具體想法：

- 盡可能提供課程或討論內容的大綱或目的。甚至可能需將目的寫在黑板上，讓學生確認學習到的（或至少聽到的）內容是老師所欲教導的。
- 如有可能，請使用一種以上的輸出模式。若你在說話或講課，可使用簡報投影片或傳統投影片，讓學生在你講到主要重點時，能夠跟得上。若你在教室內安排助教或專業助理員，即可在你利用概念圖（concept map）講述或描繪概念時，記錄重點，使你可持續提供範例並帶領討論。
- 考慮學習者參與課程的各種不同方式。若你請學生「速寫」，是否有提供輔助方式給完成紙筆任務有困難的學習者使用？若你想要建構全班性的討論，是否有提供擴大性和替代性溝通（augmentative and alternative communication, AAC）輔具給需要的學生使用？
- 試著在每堂課程著重於幾種不同的學習風格或智商程度。例如，可呈現電影剪輯（movie clip）以展開課程（吸引視覺學習者），然後安排小組短劇（吸引動覺學習者），再以簡短的講課作結（尊重口語學習者）。
- 在講課時使用視覺小物，例如圖片、影片、照片、網絡圖和模型，尤其是當內容過於抽象或對學生而言屬於新的學習時。
- 讓學生移動、說話、分享、互動。務必限縮你對學生講課的時間。大約每隔 12 到 20 分鐘，你即需改變學習狀態與課堂形式。你可請學生轉身彼此交談、吟誦一段內容或共同繪圖回應課程。
- 音樂滿堂。播放不同歌曲和不同風格的音樂，可讓老師有機會擴充學習者的經驗、改變教室的能量、激勵並吸引學生的興趣。音樂可運用於轉換期間（從全班說明轉換為小團體時），或作為某些行為或活動的線索（當學生在小團體中腦力激盪時，播放益智遊戲節目類型的音樂）。有些老師也會使用音樂作為部分課程內容。例如，高中教師可能會播放「我們必得勝」（We Shall Overcome）作為美國民權運動課程的一部分內容。

- 盡可能讓學習充滿主動性與實驗性。例如，教導一英里長度時，可讓全班同學一起行走一英里。讓學生從聚在一起開始往外分散，然後再擠成一團的方式，教導融合與分裂。
- 盡量安排助教。尋找特殊教育與普通教育的合作機會。建立可讓教師共享角色並以不同方式支持學習的課程。例如，兩位老師可一起擔任主教；由一位老師教導課程，另一位老師在教室內走動並提供支持；將班級拆為兩個小團體分別由兩位老師提供指引；或由兩位教師在教學站或中心課程（centers-based lesson）時促進學生的學習。多元模式除有助於教師擴充教學策略外，並可提供自閉症光譜學生向同儕學習和練習社交與溝通技巧的機會。

3.15 建立較容易參與的全班討論與講課

許多學習者難以維持專心並參與全班形式的課程。這並不代表他們無法成功參與全班課程，但可能必須部分調整課程架構。以下為提升自閉症光譜學生對討論和講課之參與性的一些方法：

- 位置、位置、位置。務必將自閉症光譜學生的座位安排在容易看見你以及所有呈現之教材的位置。某些自閉症光譜族群在學習上極為仰賴視覺支持。
- 提供移動的機會。所有學生——合併以及未合併自閉症者——若有機會移動、分享及與人互動，將可較容易與課堂保持連結。讓學生與夥伴分享答案或請知道答案的學生站起來回答，而不是詢問「誰可以告訴我答案？」並點名一位或兩位學生分享資訊。
- 激勵學生的參與。若自閉症學生缺乏支持就不願貢獻分享，則務必為她建構可貢獻分享的方式。你可以從學生瞭解的問題或主題開始進行討論，預先教導部分內容使學生準備好進行學習，或允許以其他方式貢獻分享（例如為討論製作網絡圖、在黑板上為班級註記提醒、提出問題而非解答問題）。
- 讓他們使用撥弄玩具。若班級課程會超過 10 或 15 分鐘，可考慮提供學生「撥弄支持物」或感覺小物（例如毛毛球、螺旋造型鉛筆或加重肩巾）。
- 整合科技。例如，簡報軟體是一項強大且兼具互動性的教學工具，可提供視覺支持給講者和全班討論。簡報檔亦可輕易完成紙本列印；這些可作為學習指引或在課前發給學生，讓他們可以跟得上一張張呈現的投影片進行學習。
- 適當的架構與尊重的互動。若你的學生偶爾會主導團體的討論，你可能需建立架構，鼓勵公平參與。例如，你可提供每位學生兩枚籌碼來展開討論；每位參與者在提出看法或問題時，必須拿一枚籌碼給老師。當學生的籌碼用完時，即無法提供更多的討論意見，直到所有人都用完籌碼為止。你也可提供機會給特別多話的學生，將意見或問題記錄在 AlphaSmart 裝置或筆記型電腦上，以便之後與老師進行分享。

3.16 建立適合自閉症學生的評量

對許多自閉症光譜族群而言，評量確實會因為從書寫帶來之挫折，到不熟悉之測驗形式所帶來之壓力，而引起問題。不過，測驗、考試和最終的專案成果未必一定會令人畏懼或甚至充滿壓力。考慮以下建議，讓評量對自閉症光譜學生而言更加容易且更容易成功：

- 建立適當環境。學生可能會發現測驗情境對其感覺系統極具挑戰。測驗日通常會使感覺問題加劇，因為老師必須採取最正式的教室氛圍與環境設計（例如明亮的採光以及所有學生一排一排端坐在書桌前）。具自閉症光譜標籤的學生，也可能難以維持靜坐一段長時間，而這是測驗期間常有的規範。針對這些原因，重要的是老師必須建立最舒適的評量情境。在開始進行測驗**前**，至少考慮採光、座椅、測驗教材以及任何必要的調整。
- 提供壓力抒解。許多自閉症學生（及許多未有該標籤的學生）對於正式評量均曾經歷焦慮。有些會感到準備不足或尚未準備好去處理評量的內容或任務，有些則會擔心測驗結果的使用方式，尤其是學生的表現可能會改變安置班級或老師時。在其餘案例中，學生可能會無法信任評量過程或執行評量的人（尤其是陌生人）。為降低所有這些疑慮，請提供如何、何時或由誰進行評量的資訊。或是讓學生選擇測驗的形式、設計或教材。
- 保持彈性。許多正式評估規範學生必須回答唯一的正確答案，僅有些許的解釋彈性。這對於並非十分瞭解指令或努力克服書寫的生理動作或難以將想法經由書面形式表達出來的學生，極具挫折感。處理此挑戰的方法之一，是允許學生從測驗中選擇一些能夠以口頭取代書面形式解釋的題目。
- 提供**非常**明確的指令。例如，學生可能會將「最好」的答案解釋為最幽默的答案或他最喜歡的答案，而非正確答案。提供簡短但非常明確的指令。如果你並非出題者，則只能調整測驗工具，使用螢光筆強調每道指令的關鍵字，也一樣有效。讓指令更明確的其他方法包括將指令唸給學習者聽或讓學生複誦指令給你或同儕，確認理解性。

・保持可預期性。謹記大部分的學生在對測驗過程和使用之工具具有經驗時，將會有更好的評量表現。當學生第一次接觸或使用某方法或評量時，你可透過許多不同的方式讓學生準備好。例如，你可提供與學生在真實測驗中會接觸到的題目類型相同的練習題。僅需提供與進行之評量有關的內容、形式、環境和時間，你即可減輕緊張情勢並提升學生表現。

・調整測驗。在老師使用的所有評量中，測驗或許會對學生帶來最大的焦慮感。基於此原因，你可能需對測驗進行一些調整。例如，你可讓學生與夥伴一起回答問題；改變測驗的形式（從口頭回答、填空到多重選擇）、加入其他及格標準、跳過某題項、允許重考、提供兩份測驗，讓學生使用最好的分數；讓學生建構一些或所有測驗題項或加權某些題項的比重（取決於學生的需求和優勢）。

・採用多種策略和工具。一些自閉症學生難以完成任何形式的測驗或正式評量，但能夠在每日的學習環境中告訴你或向你展現所學得的內容。因此，最好是使用多種評量工具、測驗工具和測驗方法，貼近學生所瞭解的知識以及能夠完成的事情。觀察、會談、工作樣本、學習紀錄、軼事紀錄、檢核表、方案計畫、示範、文件夾、日誌、作品展示、學生建立的測驗、簡報、正式報告、隨筆小品、反思、合作測驗、遊戲、美術、焦點團體，都是有助於教師廣泛蒐集與學習者需求和能力有關之資訊的例子。使用多種評量在教導自閉症學生時尤為有用，因為閱讀、書寫或溝通障礙會使學生難以適當完成傳統評量（例如學習單或考試），且可能會使教師認為學生的知識不足或低估其能力。例如，無法畫五個圓圈的學生，可以從積木桶中拿出五個積木替代。無法大聲閱讀的學生也許實際上是位可閱讀者，但你可能必須與其母親會談，瞭解學生展現該技巧的能力。

・記得，只是因為你無法看到，而非不存在！你需要考慮何種評量適合障礙程度較重的學生使用。因為這些學生難以展現與表達他們的知識與能力，教師的評量方法必須極具創新性。若學生無法使用傳統的評量工具，你可能需仰賴的方法包括觀察、工作樣本、與家長或其他工作人員會談。找出孩童展現學習成果的情形。尋找成長的證據，並嘗試以多種方式加以記錄。錄影帶和錄音帶對於長時間捕捉學習和表現的證據，尤為有用。最後，務必在不同環境中使用不同教材對孩童進行評估，因此你可確保提供所有機會讓學生去展現他的所知與所能。

3.17 讀寫課的支持與策略

有太多的自閉症學生接收到不適當的讀寫指令，有些甚至完全未接收到。所有學生——無論疾病標籤、障礙程度、溝通需求或認知能力為何——均需要讀寫指令，以提升生產力、創造愉悅生活，以及理所當然地在學校能有成功的表現。以下支持和策略應有助於自閉症光譜學生改善他們的閱讀與書寫技巧。

・閱讀・

- 閱讀。當教師大聲閱讀時，學習者可學習到新的詞彙、聆聽何謂流暢的閱讀（例如搭配表情閱讀，或在句子尾端暫時停頓），並可貼近無法獨立閱讀的書籍和其他教材。基於此原因（和許多其他原因），每位教師每天均應大聲閱讀給學生聆聽。對幼兒教師而言，這是一種常態，但對於進入較高年級的小學教師而言，這種機會就較不常見，且重度障礙學生對這種教育經驗亦常見不足。
- 按鈕播放。使用有聲書或可在電腦上大聲朗讀的電子書，給無法（或似乎無法）自行閱讀的學生使用。
- 改造書本，提升對學生的可近性。放大字體、改寫整本書或章節內容以降低複雜性、凸顯關鍵字或熟悉字、加入圖像或插圖，或掃描成簡報檔案，讓學生可透過鍵盤或滑鼠進行翻頁。
- 使用各式閱讀教材，包括雜誌、報紙、小說與非小說讀本、漫畫、時事通訊和小手冊。記得融入自閉症光譜學習者可能特別有興趣的項目。被標籤為自閉症與亞斯伯格的學生，目前已知他們喜歡閱讀電話簿、目錄、交通工具時刻表、年鑑、廣告、契約和其他法律文件、器具使用手冊、CD 封套和 DVD 外盒上的說明文字，僅舉幾例，可將任何一種融入至你的讀寫課程。
- 提供具豐富文字刺激的環境與教材，即使你不確定該學生是否為可識字的讀者。在圖形行事曆與擴大性溝通輔具上貼上標籤。並將教室內的物品貼上標籤，例如「黑板」與「釘書機」，但不要停滯於此。無論學生可察覺到的能力如何，均請加入更複雜的詞彙，例如「水族箱」、「餐具櫥」、「門檻」。這確實無害，學生學習新字詞的能力會令你感到吃驚。

- 利用獨特的興趣。若學生喜歡直昇機，教師可尋找文獻、非小說類文章，甚至是與直昇機有關的訓練手冊。可以尋找以**直昇機**（helicopter）字母拼成的其他字詞、從不同類型直昇機的優點撰寫故事（例如氣象直昇機或黑鷹直昇機），以及學習與航空學和交通運輸有關的詞彙。
- 幫助學生更流暢地朗讀、使用複述式閱讀（echo reading，教師先讀，再換學生複誦），或詩歌朗誦式閱讀（choral reading，教師和學生一起閱讀）。
- 提供重複閱讀相同文章的機會。這些讀物可讓學習者有成就感、增加自信，並可更獨立地進行閱讀。策劃重複閱讀的有趣方法包括複習喜愛的詩詞、讓年紀較大的學生閱讀喜愛的書籍給幾位年紀較小的學生聽，或讓學習者演出和表演戲劇、滑稽短劇或讀者劇場（Reader's Theater）。
- 注意理解力。若學生似乎不瞭解閱讀內容，可與他演出所有或部分故事或文章內容，或在不同段落停止閱讀並討論故事中的情節，或在不同段落停止閱讀並讓學生畫出故事情節。你也可預覽閱讀內容並提供特定的閱讀目的給學生，促進理解力：「我們將要學習一些有關 Maggie 在舞會中發生的尷尬事。想要猜猜看是什麼事嗎？讓我們一起閱讀並找出答案。」你也可讓學生將該目的寫在便利貼上，貼在桌面。亦請記住，有些學生確能瞭解閱讀（或聆聽）內容，但卻無法有效表達他們瞭解多少，因此務必竭盡所能以各種方式評估學生的理解程度。

・書寫・

- 使用各式書寫教具，包括彩色鉛筆、油漆筆、繪圖與著色軟體程式、「感覺系」美術用品（刮鬍膏和布丁）、彩色筆、貼紙、炭筆、版畫工具（馬鈴薯或板子）、電腦（文書處理程式）、溝通輔具、打字機、橡皮章（圖形、字母或詞彙）、磁鐵字母或詞句、字母指引。保持蒐集書寫工具的興趣。

- 讓書寫成為例行日常作息。在上學期間安排有意義的機會，讓學生練習為興趣、不同讀者群和真實性而撰寫。此建議對於需要練習書寫和整體溝通能力的身障學生，尤為重要。為激勵學生更常書寫並改善書寫技巧，可每日提供大量的短暫書寫機會。例如，在課堂結束前的最後 5 分鐘指定「我今天學到的一件事」反思、在日誌中與學生對話，或讓學生彼此書寫早安問候語。即使是填充測驗活動或僅需填寫一個句子，在例行作息中非正式的書寫亦有助於學生改善流暢性，並將書寫視為有趣且有目的之活動。這些活動適合可獨立書寫的學生，亦適用於使用擴大性和替代性溝通輔具的學生。例如，正在學習使用多級設備（multilevel device）的學生，可與老師一起建構只有一或兩個片語或句子的「迷你短信」。使用圖形溝通系統的學生，可結合影像建立句子並傳送便條給同儕。
- 讓學生撰寫與其生活和經驗有關的故事。某些學生可能需要使用大量圖形來述說故事。你可讓這些學習者使用數位相機，不僅可記錄環境或捕捉教室內的生活，並可建立與記錄他們創造的故事。例如，你可鼓勵某位學生或學生小組，建構有關於教室霸凌的故事。在起草故事情節後，學生可從敘事故事中演出場景，並由老師或另一位學生為場景拍照。可將故事加以彙編，且個別學生可在每張照片加入自己的對話和詳細說明。
- 利用現有物品。要讓學生書寫，請使用學生原先即已喜歡的教材。例如，提供孩童喜愛之無字繪本影本，然後讓孩童書寫自己的字句。若學生不想改變原本的語言或情節，可讓他建立續集。若學生喜愛小說勝過非小說類別，可使用相同的策略或使用資訊內容作為故事與詩詞的靈感來源。一位我們認識的老師利用學生背包中擺放的老舊汽車商小冊，讓學生撰寫「歌頌奧斯摩比（Oldsmobile）之賦」。
- 專心觀察。若你聽到學生上演喜愛電影的場景，可將獨白或對話抄寫至紙張上，作為故事的起點。若有人喜歡列出喜愛的動物園動物，可使用該清單作為詩詞架構。

- 鼓勵學生運用科技（例如網站設計、新電腦程式或即時訊息），增加讀寫技巧。可使用聲控軟體或以老式打字機取代紙筆來激勵頑抗的寫作者。以電腦遊戲取代學習單時，有困難的讀者較有可能參與音韻覺識（phonemic awareness）活動。
- 改變形式或產品。無法以筆電或電腦大量產出的學生，若能夠填寫漫畫書主角對話氣泡框的內容，可能會對書寫對話產生興趣。
- 從出席到參與。尋找能讓重度失能學生參與書寫指令和課程的方式。例如，使用溝通輔具的孩童可選擇主角，並在同儕選擇情節時建構故事。當他們一同建構故事時，同儕可定時中斷並提供意見——例如「你認為我們要讓他從梯子上或是屋頂上跌落？」言語治療師或教師可與學生一起確認已在溝通輔具中放入必備的詞彙，或可快速建立起來。

3.18 數學課的支持與策略

雖然某些自閉症光譜學生在數學方面擁有特殊的天賦，許多學生卻也有學習數理技巧與能力的困難，而需要大量支持和策略方能成功。以下為某些適用於數學課的概念：

- 使用大量操作和各式教材教導數學概念。骨牌遊戲、真實金錢、接接小方塊（Unifix cubes）、分數條（fraction bars）、動物學數量（counting animals）、玩具時鐘（play clocks）、計時器、食物、刻度尺、骰子、彈珠和算盤都是 K-12 級之教師可使用的項目範例。若學習者在學習新課程時發現教材太具挑戰性，教師可在教室前方展示教材，過些日子再讓學生處理這些項目。
- 鼓勵使用計算機（或讓喜歡小機件及伴隨之聲音和動作的學生使用加法器）。確認按鍵的大小方便學習者使用。
- 電腦在許多自閉症光譜學生的學習中扮演重要的角色。可讓學生以自己的步調進行學習的程式，對於教師積極尋找個別化指引而不需讓學生在自我受限之環境內學習的融合教室，尤有助益。與所有電腦程式一樣，請謹慎選擇使用。有過多「鈴聲與哨音」、顏色、噪音的程式，可能會干擾甚或對自閉症光譜學生帶來壓力。
- 允許部分心算。數學老師常會要求學生「列出所有算式／步驟」。這對某些可在心中計算但有困難去解釋（或某些案例甚至無法瞭解）如何得知答案的自閉症光譜學生而言，將會帶來挑戰。你可能需要為這些學生進行調整。例如，你可以要求學生僅需向你展現幾個算式，或請他在計算過程中說給你聽，而非寫下步驟。
- 注意故事問題的隱藏圈套。自閉症學生可能會難以解開設定於社會情境內的問題。例如，一些（雖然並非全部）自閉症光譜學生可能會發現下列問題的困難處或甚至無法解開，即使他們可輕易算出 3－1＝2：「Sari 有三顆蘋果，她發現 Jon 沒有蘋果，並觀察到 Jon 肚子餓，因此決定將自己的一顆蘋果給他。Sari 現在有幾顆蘋果？」某些學生難以處理冗長的語言；有些則會對嘗試去瞭解 Sali 和 Jon 兩人間的社會互動感到挫折。此考量並不表示學生可豁免於故事問題，但教師必須注意在故事問題無法表現良好的學生，仍有可能知道計算的答案。此外，教師可能會想要向學生示範如何使用螢光筆，凸顯解決方程式所需的特殊資訊，或將該問題與學生一起表演出來，讓學生更能理解問題、更容易找到答案。

- 對於需要額外幫忙的學生，考慮製作「數學幫手」小冊，登載與不同數學單元有關的提示和線索。除了別的工具以外，這本冊子可能涵蓋乘法表、日曆、數線（number line）、不同圖示類型、英制公制轉換表。藉由此類支持，學生或許能夠和同儕一起參與更複雜的數學課程，即便尚未掌握某些技巧或記住某些資訊。
- 盡量示範和說明。請學生列隊，創造線圖（line graph）。透過披薩教導分數。請學生站在小團體中，然後再換至較大的團體，教導集合（sets）與子集（subsets）。帶領學生實地考察，在建築物中尋找幾何圖形。
- 向自閉症學生詳細教導數學用語。例如，有語言困難的自閉症孩童，可能無法瞭解**加**（add）、**組合**（combine）、**放在一起**（put together）都是指相同的事情。將這些術語列表懸掛在教室或貼在學習者的數學課本內，都是有用的工具。
- 在不同情境和環境練習數學技巧。可幫助學生計算午餐錢、在學校的商店買汽水，或計算班級活動所需準備的點心數量。

3.19 幫助學生管理作業

許多家長窮於應付每天的家庭作業。自閉症光譜學生的家長與一般家長並無不同，且可能面臨更多的挑戰。例如，自閉症光譜學生可能需要比其他學生更多的中斷時間。他們也可能會因為語言問題或溝通障礙，而極難以向父母解釋作業內容。以下為幫助自閉症光譜學生處理這些困難及其他困難的一些方法：

- 指派學生可獨自完成或僅需家長最少協助的作業。這可能意謂你必須為某些自閉症光譜學生調整作業。
- 重複指派作業。若可能，可提供相同形式或分量的作業（例如練習二十個詞彙、玩電腦學習遊戲、閱讀一個章節的十個頁面、完成作業簿的一個頁面或複習閃示卡），這樣學習者就不需一再記住並學習新的方向，家長也可知道每天晚上所能抱持的期待。
- 考慮在課堂開始時即指派作業。學生可較容易提升警醒度並專注於教學內容，且自閉症光譜學生可耗費較少的心力於即將來臨的轉換期間。
- 協助學生在聯絡簿中記錄指派的作業，針對較易受科技所激勵的學生，可記錄在手機或 PDA 中。每天挪出一些時間讓學生記錄作業與蒐集必需的教材。
- 盡可能將作業與學生的生活、興趣及優勢加以連結。例如若學生喜歡詹姆斯・龐德（James Bond），可將作業放入公事包讓學生帶回家。若學生有一條極為喜愛的小狗，可鼓勵他和寵物一起做作業。
- 允許替代性的作業形式，例如讓學生選擇繳交照片或書面短文，或讓學生透過電子郵件傳送作業，避免遺忘作業的風險。
- 縮短作業。對於無法維持久坐的學生或一旦返家即需要較多中斷時間的學生，請刪減某些問題、步驟或作業。
- 將大型作業拆解為小步驟。例如若六年級學生需要撰寫兩頁有關於中國的報告，自閉症光譜學生可能需將該作業拆解。你可建立類似以下的清單：

1. 複習在教室中使用過的三種不同資源。
2. 寫下至少三種想要在報告中提及的主題。
3. 針對三種主題各寫一小段落。
4. 加入引言、銜接段落和結論。
5. 讓教師、家長或朋友閱讀你的草稿。
6. 瞭解他們的回饋意見。
7. 酌予必需的修訂。
8. 將修訂後的內容清稿打字。

你也可能需要提供另一篇報告範例，讓學習者瞭解期待為何。

- 調整自閉症光譜學生的作業目標或標準。例如，你可能會決定對於準時交作業、遵循指令與正確回答給予加分記點。你也可對學生的表現設定替代目標。例如，你可告訴學生不需每天晚上完成作業，但至少必須寫作業 20 分鐘。
- 追蹤進度。某些教師發現有幫助（且部分自閉症光譜學習者發現極受歡迎）的一種方法，是將作業完成度繪製成圖表。讓學生每天在日曆貼上貼紙或標記準時交件的日期。這對於喜歡計算、加總、平均或以其他方式保有紀錄的學生尤為有用！
- 沒有任何人能完成所有事，但每個人都能做某些事。謹記：即使是障礙程度較嚴重的學生，亦可安排適當的作業。僅需記得給予學生可處理的作業即可。可請較年幼的學生花時間閱讀繪本或尋找與接下來之課程有關的物品（例如圓的物品或以字母 G 開頭的物品）。可請年紀較大的學生在雜誌中尋找與該年級課程內容有關的圖形。

3.20 讓學校內的轉換期間更加容易

對某些自閉症和亞斯伯格症候群學生而言，教室間和活動間的轉換可能會引起壓力。以下為使自閉症光譜學生在學校內之轉換期間更加容易的一些方法：

- 盡量遵循例行作息，增加轉換期間的可預期性。此外，確認所有教職人員均以相同的方式處理轉換期間。
- 留意不在計畫內的轉換期間。謹記每天、每週、每月或每年可能出現之無法預期的轉換期間。龍捲風演習、即興集會、換座位、停電、因為氣候因素而提前下課、其他學生因為生病而離開學校，以及代課老師，都是這些額外轉換期間的例子。在這些案例中，你可指定「緊急轉換期間」人員在需要時抵達現場提供自閉症光譜族群協助。你也可以在適當的地方備妥一些支持，供非預期之轉換期間引起困難時利用之（例如一本關於面對改變的書籍）。
- 讓學生知道時間快到了。在困難之轉換期間來臨前，提供全班同學 5 分鐘和 1 分鐘提醒。
- 做些事情。提供該學生或全班同學轉換期間活動，例如寫作業，或讓幼童哼唱與清潔有關的歌。
- 請同儕協助。在小學教室內，老師可請所有學生和一位夥伴一起轉換場地。在中學和高中教室下課前往上課地點時，自閉症學生可能會選擇一位同儕一起散步。
- 提供轉換期間支援。有些學生需要攜帶玩具、物品、圖片或其他支援，促進從某處轉移到另一處的移動。我們所認識的一位學生，在換教室時，會拎著玩具兔的腳。他會將玩具兔留在門口，並在需要前往新教室時，再次將其撿起。有些學生需要可幫助他們專注於接下來之環境或活動的物品。例如，學生可在前往遊戲場的途中攜帶網球，或在前往美勞教室的途中攜帶畫筆。
- 在面臨活動中斷或具挑戰性的轉換期間前，預先提供警告。若你知道當天有地震演練，請校長准予私底下透露該事件給學生知道。

- 與學生一起記錄。若你要離開教室出席排定的會議或由於其他原因缺課需請代課老師代課，請務必告知學生，如有需要，請記錄在學生的課表中。

3.21 讓學校間的轉換期間更加容易

搬家或當學生只是在不同大樓間移動時，轉換到新老師或新環境的期間，會對自閉症光譜學習者帶來壓力。不過，利用以下這些概念，教師可讓這些過程更加容易並降低破壞性：

- 提供學生一覽表給新進教師或團隊。
- 預先勘查校園。在第一天上學前，自閉症學生可從觀察、體驗和學習與校園有關的資訊中獲益。
- 由手足、家長或朋友描述新學校的資訊。
- 提供校園手冊與校園照片。年鑑亦對某些學習者有幫助。
- 提供虛擬導覽。前往學校的網站，學習瞭解各種課程、班級和校園環境。
- 提供前一年的校園通訊。與孩童一起唸文章或唸文章給孩童聽。討論事件內容及人員特質，並提供相關照片。這是對任何學生均有幫助的練習，即使是不會提問或自己唸出教材內容的學生。
- 促成會談。讓學生構思與學校或新班級有關的問題，並請老師以書面或錄音方式回答這些問題。
- 運用電影製作技巧。某些學習者可能會喜歡看學校及教室的錄影帶，請與他們的新老師完成精簡的會談（例如「嗨，我是 Merced，將要擔任你的五年級老師。在這間教室內，我們會努力學習，但也會有許多歡樂」）。你也可錄製學生在新學校參與喜愛之活動的表現，例如在體育館的投籃或在音樂教室彈鋼琴。
- 一起合作減輕轉換期間的困難性。在某些案例中，或許可安排新學校的老師或團隊人員前往原有學校，短暫拜訪和觀察學生及其原有團隊。如此可提供新團隊寶貴的資訊，並有助於激發在新環境內所需要的支持概念。
- 邀請新老師在「原有」學校觀察學生，讓他們瞭解學生在舒適環境下的生活。若老師無法前來，可提供校園生活的影片日誌，包括學生參與喜愛之活動的影像，以及某些支持個案的重要調適場景（例如特殊座椅、數學教具、個人時間表、輔助性科技，或擴大性溝通輔具）。

3.22 預防教室中的行為障礙

自閉症光譜學生在學校中面對的許多困難，都是可加以預防的。滿足感覺、溝通和社會需求，對於預防困難時刻的出現是很重要的。以下是滿足這些需求以及預防自閉症光譜學生行為障礙的一些具體建議：

- 注意你的語言。評估你對自閉症學生的說話方式與想法，即使你不在他身邊。你將學生視為「過度」或「活躍」、「行為問題」或「具行為障礙的學生」、「著迷」或「有所迷戀」？語言是可以練習的，幫助我們自己以不同的觀點來看待學生，促進我們自己提供更具敏感性的支持策略。
- 所有學生均可對高度期待有良好的反應。努力找出學生的能力，觀察他們表現最好的一面。
- 僅處理影響學生學習能力、教室安全或健康的行為。看起來怪異或甚至具干擾性的行為，實際上或許有助於學生維持平靜。例如，學生可能會輕聲低哼或在眼前彈手指，以尋求放鬆或紓壓。
- 試著滿足學生的需求。重要的是記住，許多行為障礙係導因於感覺、溝通或身體功能的障礙。建立舒適的教室環境、在規劃課程時將學生的學習風格納入考量、提供機會並支持明確的溝通，以為學生帶來成功。
- 找出感覺「冒犯」。對某些感覺刺激的過度敏感，將會誘發挑戰行為的出現。有時候，無自閉症診斷的人，並不會注意到這些刺激的存在，例如閃爍的光線或遠處的聲音。迅速對環境進行評估，檢查該空間是否有明顯的感覺「冒犯」。例如，你可能會關掉燈架上的燈或請學生停止使用削鉛筆機。
- 在一天的作息中提供大量的運動機會。在作息中建立行走和讓感覺休息的時間，以調節和釋放緊張感。但個案看起來特別挫折或情緒不好時，請尋找激烈運動的機會（例如和朋友跑操場一圈或在放學後留下來游泳）。

- 提供「安全場域」。此場域不應視作懲罰使用，而是作為避開困難的庇護空間。安全場域可能是在教室外、樓梯間、護理站、圖書館的角落，或是教室內的一角。
- 利用數字進行教學。幫助學生辨認和解釋會導致困難時刻的感覺。使用數字刻度或相似的工具，使學生能夠描述和看見自己的情緒狀態，然後教導不同的場景。例如，若學生弄丟了筆蓋，可能會在 10 分量尺上自評 2 分。若在他進行網球賽的當日下雨，可能會打上 6 分。若身體受傷，可能會給予 9 分。在情緒平穩的時候教導與討論此過程，可使學生在感受到壓力時，較能夠利用語言和描述。
- 清楚解釋規則、規範和程序。當學生困惑或不瞭解他人對自身之期待時，將會出現負向或干擾行為。在學生的筆記本或書桌，提供學校和教室規則清單，供其用於處理挑戰。
- 檢查課程。確認孩童一天的作息已安排適當的激勵與挑戰。若個案一天下來時常獨自一人且未經歷新鮮事、人際互動和歡樂，可能會發現「守規矩」是具有挑戰性的。
- 跳脫笑容和皺眉的思考。避免將一天的每個時刻或時段歸類為好或壞——例如「你在數學課的表現如何？」或「你第一學期的表現如何？」許多行為計畫將學生定位在每天接受評量和評估（例如笑臉代表好的行為，皺眉代表不好的行為）。這種持續的觀察會帶來很大的壓力，且並非是使學生邁向成功的最好方法。
- 筆談。即便是具有可靠之溝通能力的學生，也可能會難以請求他人協助或解釋感到沮喪的原因。這些時候，請學生透過紙筆或電子郵件或甚至經由手機簡訊與你對話，將會有所幫助。這種間接交換訊息的特性，可幫助某些學習者更有效率地進行溝通。

關於行為問題的更多資訊，請參閱第 4 章的檢核表 4.17：處理挑戰行為，以及檢核表 4.18：危機處理策略。

3.23 服務自閉症學生的禁忌

普遍而言，我們在教導學生時，會欣然使用「過度（over）、不足（under）、接近（around）、通過（through）」等哲理。換言之，我們相信教師應嘗試教導各種概念，重複嘗試，並持續嘗試到成功為止。不過，有許多策略並不鼓勵使用於自閉症學生，而不應成為任何教師的教學策略，即使「嘗試、嘗試、再嘗試」。以下是應避免的習慣、方法和想法檢核表：

- 切勿在你教導一位自閉症光譜學生（或閱讀自閉症書籍或觀看紀錄片）後，即假設你已瞭解**所有**自閉症學生的需求。如果你認識**一位**自閉症學生，也就只有瞭解一位自閉症學生而已。雖然這些學生具有某些共通的特徵，但相異處遠超過相同處。
- 切勿假設出現挑戰行為的學生較不好處理。自閉症光譜學生可能會因為溝通、社交技巧或甚至是感覺系統上的障礙，而出現任何行為。
- 切勿陷入與學生的爭執。你不會「贏」，且學生會因為使用的語言增加以及情勢的普遍增溫而更感困惑。
- 切勿僅使用喜愛的物品及熱情作為回饋。將這些事物融入日常活動、課程和教材中，用以激勵動機、激發興趣與鼓舞學生。但當其成為學生最看重的物品或活動時（撫慰及日常支持所必需），即不應作為回饋使用。
- 切勿堅持眼神接觸。尊重眼神逃避，瞭解學生在看往他處或使用周邊視野時，常較容易成功專注於教師或課堂內容。
- 切勿處罰或訓斥肇因於自閉症的行為表現，例如拍手臂、無法移動或對要求迅速作出回應、逃避眼神接觸、失去組織能力、在困難之過渡期間出現情緒爆發或誤解口語指令。
- 切勿害怕請學生協助解決問題或腦力激盪尋找解決方案。具可靠溝通能力的學生或許能幫助你想出好的教室調適方法，或為自己找到好的行為支持。

- 切勿猶疑成為家庭的夥伴，一同設計更好的教育計畫、處理行為障礙或發展出新的教學策略。進行的方式包括提出問題、開放性對話等非正式方式，或觀察成功之家庭活動或針對特定問題與家屬或甚至手足進行腦力激盪以找出解決方案等正式方式。

3.24 幫助自閉症學生發光發熱

或許是本書最重要的檢核表，本節的建議有助於教師專注於學習者**能夠**完成的事物，並強調常被隱藏或未被發掘的天賦及能力，同時亦有助於促進賦權。以下為幫助自閉症光譜學生發光發熱的一些方法：

- 儲藏成功。將學生最好的作業保存於檔案夾或小盒子內，讓個案在面臨挑戰時可以看見這些成品，以增加自信或提升能力。
- 盡量提供有關於學生本身能力的資訊，具體談論表現良好的地方。例如「你非常誠實，並極富正義感」，要比「你是一位好公民」的描述更為具體與有用。
- 以多種不同方式讓學生瞭解本身的優勢、成長情形及其天賦。當學生出現特別好的表現時（例如幫助同儕或精通一項新的技巧），致電予家人知悉。稱讚他的詩詞，建議將作品提送學校圖書館期刊。
- 利用專長領域。許多學生擁有樂於與他人分享的熱情或迷戀物。鼓勵這些學生指導或教導他人這些相關的主題。更好的是，針對這些迷戀建立團體或社團，若合適，可讓個案扮演重要的領導者角色。
- 施比受更有福。許多自閉症學生需要他人提供支持，包括其他學生在內。盡量設計機會讓這些學習者**提供**支持。障礙程度較輕微的學生，可指導其他學生或服務其他學生。障礙程度較嚴重的學生亦可提供支持。無口語能力的學生可在其他學生練習閱讀時擔任聽眾，或在教室內進行簡易的工作。
- 融合。務必將自閉症學生融入所有旨在辨識成就、獎勵良好表現或表揚貢獻的校方活動（例如當週優良學生表揚及良好表現獎勵計畫）。
- 建築在「成功的基礎」之上。不需重複發明輪子！與教師及其他工作人員談論學生表現良好的地方以及有效的策略。關於可用於蒐集此資訊的計畫工具，請前往 Paula 的網站下載優勢與弱勢表單

（www.paulakluth.com/articles/strengthsstrateg.html）。此工具將可協助團隊成員在計畫支持策略時，考量學生的所有天賦、技巧及能力。

CHAPTER FOUR

第4章

更多有用的居家和學校策略

前言

我如何成為自閉症光譜族群更好的溝通夥伴？當自閉症人士處於危機情境時，我可以做些什麼？我要如何幫助聽覺敏感者？諸如這些問題，與許多不同的人員均有關聯，包括自我倡議者、家人、教師、輔助性的專業人員、治療師、社工員、諮詢人員、心理師、醫師、社區工作人員。本章包含可吸引關愛、關心、支持、治療或教育自閉症光譜族群之人士的檢核表。

例如，本章納入不同生活階段之關鍵議題的檢核表，包括學步兒與學齡前孩童、年幼孩童、青少年等。許多議題會延續跨越自閉症光譜族群的各生活階段，包括感覺問題、倡議的需求、相關的醫療病症等。不過，其他議題則會逐年變動。因此，這三份檢核表雖然較為廣泛，但可展現對於不同年齡層的期待，並提供所需之支持，以及需要特別處理的議題。本章亦包含可能成為評估或轉介團隊、多專業團隊或轉銜團隊成員的檢核表。當然，如同三個生活階段的建議，你所擁有的團隊類型可能會逐年有所變化。不過，本檢核表可提供你概念，讓你知道當你為自閉症光譜族群擬定計畫時，預期將出現在會議中、可向其聆聽與學習的人員型態。

在本章，也有幾份檢核表涵蓋對自閉症和亞斯伯格症候群極具挑戰的基礎領域：溝通、社交技巧、動作問題。你也可找到處理感覺挑戰的訣竅。有許多自閉症及亞斯伯格症候群人士努力因應不同環境的聲音、光線及氣味，他們對於不同物質、材質及一般性的碰觸，可能會具有困難。基於這些原因，本章提供了處理視覺、觸覺、聽覺及嗅覺問題的解決方案檢核表。大多數的概念可適用於不同環境，並可應用在教室、居家，甚至是某些社區設施中。這些訣竅可和許多關係人分享，但或許對自閉症光譜族群本身最具吸引力。

其他檢核表則提供有助於自閉症光譜族群進行學習、提升生產力、適應環境及成功成長的建議，包括教與學（跨活動、跨環境）、促進組織能力及處理挑戰行為等。可和所有相關人員分享這些訣竅，尤其是自閉症光譜族群本身。

本章並包含兩個處理挑戰行為的檢核表，其中一個可幫助讀者預防挑戰行為的出現，及其需求的處理；第二個檢核表專門針對危機情境的處理而設計。希望這些概念可促進具敏感性與尊重性的支持運用，並有助於自閉症人士。

廣泛而言，本章概念的目標在於協助自閉症光譜族群有更舒適、安全、獨立的生活。雖然我們設計了這些檢核表以吸引更多的迴響，仍希望所提供的概念能讓自閉症光譜族群感受到尊重與有用。無論你是誰，請記住，雖然沒有任何一張檢核表可以提供所有解答，我們由衷希望我們的想法能作為你為自己設計有效訣竅、支持及資源之蒐集方式的起點。

4.1 學步兒和學齡前孩童之重要注意事項

教導和照護光譜上的幼童，具有許多特殊的考量。家庭將需面對與處理新的診斷，並需應付錯綜複雜的服務及支持。對教育人員而言，不僅是尋求協助自閉症孩童的方式，時常也會試著提供家庭協助。以下是支持自閉症光譜幼童及學齡孩童時，需謹記在心的一些事項：

- 參與其中。為建立溝通與社會技巧，請尋求機會讓孩童參與學齡前計畫和活動，例如「媽媽與我」（Mommy and Me）的音樂或動作班、到別人家玩、圖書館故事時間、公園區遊戲團體。
- 重複前往喜愛的地點。一再前往同一個公園，可增加你不斷遇見相同家庭及孩童的機會，因而可與他們建立關係。
- 一同參與活動。幼童可能需要他人協助，去和言行舉止相異的人進行遊戲與溝通。基於此原因，當自閉症光譜孩童與新的孩童進行互動時，你可能需「陪伴一起玩」，並向雙方或團體示範如何進行互動、溝通、輪流，共度歡樂時光。
- 為讓社會互動更具可預測性，可邀請其他家庭及孩童到家中玩樂。鼓勵進行不需孩童分享珍愛之玩具或學習複雜原則的活動。彩繪牆壁、裝飾杯子蛋糕、伴隨可愛歌曲（silly songs）跳舞、繞著灑水器奔跑、在攀爬架上遊玩、堆積木、吹泡泡等，都是不具競爭性並可製造歡樂的良好活動範例。
- 在家中及社區使用大量視覺支持。例如，可製作圖示檢核表規劃動物園的一天。當家人開車跨越城鎮進行拜訪時，可提供孩童貼有祖父及祖母照片的小冊子。
- 利用音樂去鼓舞、教導、激勵孩童。若搭配這些可誘發動機的音樂，幼小的孩童常可更快速學會新的行為。在例行作息中，例如整理玩具、洗手、就寢或搭車時段，編製或使用簡短的歌曲或節奏。
- 利用習慣和作息，促進孩童的安全感及成功。例如，使用可預期的就寢作息、每週以相同的遊戲作為治療課程的結束、為整理桌子或準備沐浴設計逐步程序。

- 整合孩童的作品和影片，進行技巧教導與資訊提供。幼童對安全影片可能比母親和父親針對該議題進行的小型講說具有更好的反應。可藉由搜集和分享好態度故事書，教導有禮貌的行為，尤其是孩童喜愛的主角或物品。

4.2 學齡孩童之重要注意事項

開始上學代表一個新的學習環境、新的社群經驗（例如社團、運動及生日派對），且隨著孩童離開家中的時間愈長，甚至可能會改變家庭生活。以下為支持自閉症光譜學齡孩童的一些考量：

- 支持團隊會在小學階段獲得擴充。當學生上幼稚園時，許多人會參與自閉症孩童的規劃與支持：超過一位教師、好幾位治療師、一位學校心理師、一位社工員，甚至還會有一位獨立的個案管理員。此時，保存完整紀錄、瞭解各專業之專長與分工，以及在會議中做筆記，變得更加重要。
- 學齡孩童必須經歷許多在學齡前或日間照護階段所未曾經歷的轉換期間。甚至早在一年級，學生即可能需要前往不同教室上課、多次往返遊戲場與教室、穿越門廳前往特殊主題教室，例如美術教室、音樂教室、體育館或電腦教室。因為許多挑戰和移動而感到壓力的學生，將會需要提供支持，可能會需要過渡物、頌歌或儀式行為（請參閱檢核表 3.20：讓學校內的轉換期間更加容易，以完成更多的轉換）。
- 與交朋友、和他人合作、會見新面孔有關的技巧，對學齡孩童極為重要。應在課程情境中，透過社群營造活動、合作學習，甚至是介紹這些主題的參考資料，教導這些技巧。亦可透過影片、示範及社會技巧說明的方式，教導這些技巧（更多資料請參閱本章檢核表 4.8：建立社會技巧的策略）。
- 即刻開始自我倡議。當孩童到了上學的年齡，就是邀請他們參與自己之個別化教育計畫（IEP）會議的極佳時刻。年幼的孩童可出席幾分鐘時間，遞交一些作業範本或過去幾年具有成功經驗的照片。年滿 10 歲或 11 歲的孩童，能夠以較正式的方式持續參與、投入會議。
- 為鼓勵友誼發展、促進溝通與社會技巧的建構，請尋求機會讓孩童參與課外活動、團體與團隊。為確保個體能有愉悅的經驗，請廣泛搜尋相關活動，包括公園及休閒機會、學校及課外活動以及其他社區活動。並非每位孩童都會對參加棒球隊感到興奮。有些可能對參與個別的運動（例如游泳）或學術活動（例如網站設計或數學社團）更感興趣。

- 當學生長大後，離開家的時間更長，並有更長的時間與其他成人相處。請確認與孩童生活相關之所有人員，均知道相關的緊急資訊，包括家長的聯絡電話，並瞭解挑戰行為或醫療問題的處理步驟。你可能也需要設計溝通系統，向各種團隊成員蒐集與提供資訊。

4.3 青少年與年輕人之重要注意事項

對大多數人而言，青少年與年輕時光是興奮與困苦夾雜的日子。國中及高中的學生可能會喜歡新的冒險、新的經驗且更具獨立性。同時，他們對於處理社會挑戰、身體及情緒變化，以及從學校進入社區生活的轉換，可能會感覺激動與興奮。以下為支持自閉症光譜青少年與年輕人的一些考量：

- 青少年是自閉症光譜族群學習自我倡議以及與倡議有關之行為的極佳時刻。有些學生可從教導同儕認識自閉症開始，或甚至是寫書或設計網站分享其經驗。教師和家長可利用倡議作為擴展個人社交圈、教導新技巧（例如公開演說或使用溝通輔具），甚至是練習識字技巧（例如寫作、編輯、閱讀不同類型作品）的工具。一開始似乎對自我倡議不感興趣的年輕人，若閱讀自閉症人士之自傳、參與自閉症研討會或與其他自我倡議之年輕人會面後，可能會變得感興趣。所有這些活動均可由家長或學校的工作人員引介。
- 無疑地，同儕在此階段孩童的生活中，占有更大的角色比重。因為任何類型的自閉症均會對社會發展產生影響，光譜上大多數的青少年均會有社會障礙。當同儕試著與其互動時，自閉症青少年可能會顯得冷漠，或相反地，可能會對同儕的行為及反應極度敏感。以開放的態度給予這些議題支持、提供建議、透過參考資料提供協助，甚至在需要時可向支持團體或同儕益友（或許是光譜上的其他人）尋求協助。
- 當自閉症孩童逐漸長大且性的議題在家中及學校中漸趨浮現時，將會有許多主題需要處理，包括親密關係、性教育（包括性虐待教育）、自我照顧與衛生保健。有些案例中，可能會出現嚴重的與性有關的挑戰行為，例如當眾脫衣或自慰、觸摸他人、談論不適切的主題。處理這些需求最為重要的方式為盡早且定期進行談論（換言之，在問題或挑戰行為出現之前，必須已長期進行「談論」）；提供豐富的資訊給年輕人（不僅止於對「不適切行為」的警告或嚴厲遣詞）；並尋求其他協助，包括學校的指導老師、心理師、社工員或健康專業人員。

- 青少年時期是自閉症光譜族群（與所有年輕人一樣）變得更容易出現情緒波動，甚至是出現憂鬱症的階段。可能的徵兆包括比平常更多的悲傷表現、比平常更多的憤怒或敵意表現、更常哭泣或掉淚、飲食及睡眠習慣改變、興趣的改變（尤其注意對特定迷戀物失去興趣）。
- 學齡階段應著重於適齡性。當個體玩幼童的玩具、專注於與同儕團體無關的興趣，或參與無法吸引其他同齡族群之興趣的活動時，可能會侷限社會關係的機會，並錯失更適合其生理年齡的經驗與活動。在意適齡性，代表關心他們的生活經驗與活動，不過，並不代表只是因為較適合幼童，就移除掉他們喜愛的教材或活動。關心適齡性可能包括嘗試將舊有的興趣進行轉換。例如，若一個年輕人喜歡看幼兒卡通，我們並不需要去阻止他的樂趣；但我們會試著擴充他對節目的熱愛，包括動畫、卡通、漫畫書，以及適合年紀較大之年輕人的動畫影片（例如《辛普森家族》和日本的動漫）。
- 青少年階段可開始尋找兼職或全職工作。家長及教師對各種工作、職務或事業抱持開放的對話態度，以及避免對興趣及選擇做出嚴厲的批判，將有助於此過程的發展。若個體持續表示想成為賽車手，以下說法可能較有幫助：「賽車聽起來像是夢想中的工作」，而非「那工作並不適合你」。然後去探索比賽的機會。觀賞地方賽事、前往比賽網站、談論改造車的器械。這些活動有助於擴展搜尋範圍，且或許可找到一份有報酬的工作。參與有助於學習與瞭解各種職業的活動也會帶來助益，例如閱讀書籍與雜誌文章、瀏覽網站、社區戶外教學、參與當地專科學校辦理的職業博覽會（job fairs）及職業生涯日（career days）。
- 專科與技術學校也可能成為自閉症光譜青少年的目標。提早（青少年早期）開始談論這些目標與探索選擇，包括前往各式網站、外出蒐集型錄、參與校園巡禮。心中具有特定目標的學生——例如就讀特定的學校或取得特定的學位——將需要更長程的規劃。例如，若年輕人將心中的目標鎖定在動物護士，你需協助他與該行業一位以上的人員接觸並進行提問與學習、規劃診所或動物醫院參訪、觀察職務內容、找出目前及短期內需要的類別，及制定未來幾個月與未來幾年內應具備的經驗。家長也應留意幾間已開始為中度與重度障礙學生提供高等教育計畫的學校。雖然計畫迥異，大多數學生均會參與某些班級、參與課外活動及享受校園生活。

- 在少年前期與少年期，大多數的人會在校外有較多非結構性且無人監督的時間。這可能是探索在家中及外出打發時間之新方式的機會。聽故事錄音帶或音樂、製作手工藝品、栽種植物、處理家務、瀏覽網路、運動、玩遊戲、寫作、閱讀、休閒嗜好、創作美術品，都是在家中打發時間的放鬆方式。參與社團、前往圖書館、散步或跑步、前往體育館、購物、讀夜間班、參與運動活動、擔任志工、工作，前往博物館、畫廊、花園、動物園、歷史景點，都是外出打發時間的有趣方式。
- 當學生從國中進入高中後，服務的內容會有許多改變。最巨幅的服務變化甚至會出現在進入 21 歲後。因此，建議教師及家庭盡一切可能，在青少年與少年期，鼓勵個體的獨立性與能動性（personal agency）。一個人愈能夠獨立自主（無論事情多小），未來愈能夠獨立謀職與生活。

4.4 支持團隊的可能成員

個案的團隊取決於就讀年級、年齡、校區、接受評估之需求類型，每年會有所變動。以下為自閉症人士之團隊所可能包含的某些成員：

- **自閉症光譜族群**：可在團隊發揮任何數量的角色功能。在許多情況下——例如規劃將轉銜至工作及社區生活的人士——將扮演團隊的領導者。在其他情況下，例如年幼的孩童，將會分享喜愛的活動、主題或教材，為其計畫貢獻想法。
- **家庭成員**：取決於成員及其情境，可能是媽媽或爸爸，或媽媽及爸爸，或者是家長、監護人、伯母、叔叔、祖父母，甚至手足的任何組合。
- **社工員**：訓練與個案及其家人討論情緒或生理需求，並為其尋找支持服務的專業人員。
- **兒童精神科醫師**：參與診斷且專長為嬰兒、兒童及青少年之行為及情緒層面的醫師。
- **臨床心理師**：專長為瞭解發展障礙之特質及衝擊，包括自閉症；可進行心理評估。
- **兒童發展專科醫師**：處理障礙孩童的特殊需求或議題。
- **神經科醫師**：完成神經系統疾病之診斷與治療訓練的醫師，包括腦部、脊髓、神經、肌肉等疾病。
- **普通教師**：若自閉症光譜族群在普通班教室接受教育，與特教老師及其他團隊成員一起合作的一般課程教師。
- **特教老師**：提供身障孩童服務；大多數在小學、中學及高中指導學生，部分亦提供嬰兒及學步兒服務。
- **職能治療師**：著重於日常生活技巧，例如進食、梳洗、更衣；職能治療師亦會處理感覺問題、精細動作技巧、動作協調度等。
- **物理治療師**：運用運動及其他方法，恢復或維持身體肌力、移動能力及功能性的健康專業。

- **言語或語言治療師**：透過言語產生、言語理解及吞嚥功能的評估，致力於改善溝通技巧的專業。
- **輔助專職人員**（paraprofessional）：不屬於教學專業，但經過訓練，可協助教學人員的人員，包括提供自閉症光譜學生指導、對治療提供支持，以及促進社會關係等。

4.5 鼓勵與促進溝通能力的策略

打開任何一本有關自閉症或失能障礙的教科書，你會找到好幾頁甚或好幾個章節專門針對自閉症學生的溝通技巧或能力的內容。不過，較少有特別針對溝通夥伴所必須具備的技巧、態度、信念及能力的內容。將溝通能力的改善僅視為互動雙方其中一人之任務的派典（paradigm）或觀點是個迷思（**譯者註：意即溝通能力的改善為互動雙方所共享之任務，而非僅止於任一方**），因為溝通無疑是屬於一種社會行為。因此，支持學生的溝通能力並不僅止於從事評估或在小組討論中鼓勵他的參與。支持溝通能力尚包括回應（reflection）、自我檢視（self-examination）、合作協調（collaboration）。以下是成為自閉症光譜學生更好之溝通夥伴的建議事項：

- 觀察個體，以蒐集溝通偏好的資訊。他是否在安靜的環境中或沉浸於喜愛的電動遊戲或平靜地乘車時，可最有效溝通？
- 不需堅持眼神接觸——或以其他方式替代，切記尊重凝視規避。當我們想要抓住某人的注意力時，我們一般會期待對方的眼神接觸。不過，許多瞭解且關愛自閉症的人，可以瞭解眼神接觸將會刺激這些學生甚或造成痛苦。我們現在知道許多人在與溝通夥伴眼神接觸時，會無法專注於對話內容。對許多人而言，眼神接觸必須耗費過多的心力進行非口語溝通的掃描檢視，而遺漏口語訊息。
- 調整音量、音質與音調有助於和任何學生建立連結，包括自閉症學生在內。若對方對你似乎欠缺反應，可轉換使用較柔和的聲音。若對方無法遵守你提供的指令，可使用誦經式的聲音或嘗試以其他口音替代。
- 耳語也是抓住不專注或分心者注意力的極有效方式，使用在對方似乎不瞭解你所說之內容或情境過於混亂或嘈雜時，可能會有幫助。
- 如有需要，請使用超過一種以上的輸出模式。若似乎出現溝通中斷（communication breakdown），可嘗試在說話的同時將訊息寫下。

電子郵件或電腦打字是好用的溝通工具。即便你已坐在個案旁邊，亦可嘗試坐在兩台不同的電腦前，來回傳送即時訊息。

- 若個案似乎在溝通中出現困難，可嘗試使用間接溝通的方式。許多個體對較不直接的溝通方式感到較為自在，且風險比面對面的溝通和互動低。只要寫下訊息代替口語互動，即可降低對話的直接性。自閉症光譜族群對於使用電子郵件或電話（即使兩人都在同一空間內）、運用口音、使用玩偶、娃娃或道具〔例如玩具麥克風、擴音器或秘密譯碼器圓環 [secret decoder ring]（**譯者註：刻有不同英文字母的同軸戒環**）〕、歌唱方式或使用節奏語言的溝通夥伴，亦可能會有較好的回應。
- 若你想要讓個案學會新的技巧並增加溝通能力，則必須為其建立溝通機會。例如，在教室內，教師可定期提供溝通與分享的機會給學習者。可使用的架構包括「輪流說話」，亦即教師固定一段時間即暫停說話，讓學生有機會與夥伴分享話題；或「鞭策」（whip）架構（Harmin, 1995），亦即教師輪流請每位學生分享與教室情境有關的內容（例如說出一種健康食品，或分享有利於生態環保的作法）。在家中，家庭可以結構性的方式建立起鼓勵溝通的習慣。例如，在晚餐時刻，每個家庭成員可分享一則「新聞」或「好事情」，亦即今天發生的好事情或一則新聞。每週打電話給祖母可轉變為個案簡單分享一週活動的機會。說故事時間可成為練習新的手語或使用新溝通裝置的機會。
- 有些個案會按照字面解釋語言內容。他們可能需要幫助去解釋象徵性語言（figurative language），像是成語、玩笑、謎語、隱喻、俚語和諷刺。提供支持給具有這些障礙之個案的方法，可能包括重複確認以確保個案瞭解指令或問題、提供個案學習語言的機會（例如，展示「每週隱喻」）、利用視覺系統幫助個案學習或記住象徵性語言的意義（例如畫出具有一雙大耳朵的孩童和水壺，呈現該短語的意義——「小茶壺有大耳朵」[little pitchers have big ears]（**譯者註：比喻小孩常會偷聽到不該聽的事情**），或鼓勵個案使用個人字典或謎語百科全書。

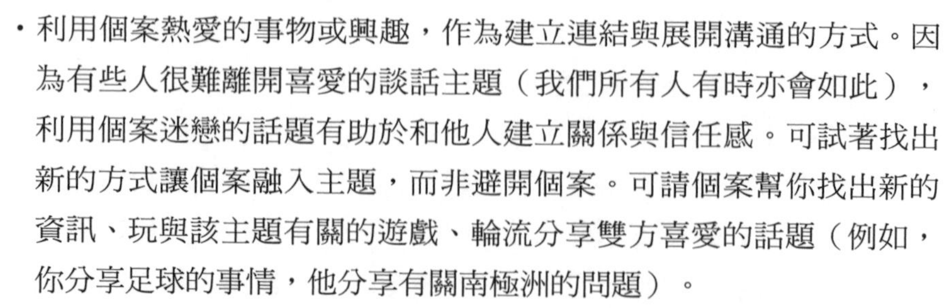

- 利用個案熱愛的事物或興趣，作為建立連結與展開溝通的方式。因為有些人很難離開喜愛的談話主題（我們所有人有時亦會如此），利用個案迷戀的話題有助於和他人建立關係與信任感。可試著找出新的方式讓個案融入主題，而非避開個案。可請個案幫你找出新的資訊、玩與該主題有關的遊戲、輪流分享雙方喜愛的話題（例如，你分享足球的事情，他分享有關南極洲的問題）。

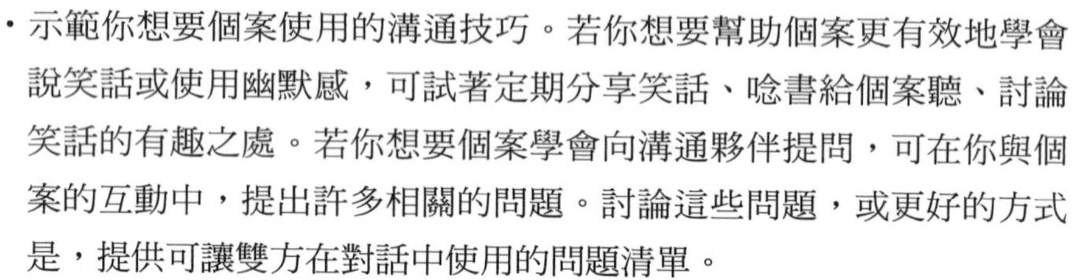

- 示範你想要個案使用的溝通技巧。若你想要幫助個案更有效地學會說笑話或使用幽默感，可試著定期分享笑話、唸書給個案聽、討論笑話的有趣之處。若你想要個案學會向溝通夥伴提問，可在你與個案的互動中，提出許多相關的問題。討論這些問題，或更好的方式是，提供可讓雙方在對話中使用的問題清單。

4.6 支持缺乏可靠溝通能力者的策略

我們太常專注於自閉症光譜族群無法完成的事物，而非他們能夠完成的事情。所有自閉症個案均有溝通的方式，即使他們不使用口語表達。個案是否會用手比向想要的物品？使用臉部表情去反映壓力、痛苦或不快樂？運用物品或圖像提出請求（例如在她準備好要用餐時會將餐盒抓住）？可準確使用手勢表達需求、慾望或感覺（例如想要聽音樂時會拍手）？瞭解缺乏可靠口語溝通能力的學生常會以行為、聲音、手勢與動作來進行溝通，而你身為良好溝通夥伴的任務即為尊重在嘗試建立新溝通媒介與方法前即已存在的溝通方式。

以下為與缺乏可靠溝通方法之自閉症光譜族群更有效溝通的建議事項：

- 盡你所能進行詮釋並依序回應。有些個案在進行溝通時，可能會興奮地跳動或重複進行其他動作。他們可能會觸碰、接近或在附近踱步，表達想要與他人建立連結；也可能會以踱步、尖叫或蹲伏在地板上，表達挫折。盡你所能去解釋這些溝通，並以適當方式分別予以回應（例如，可說「你看到我似乎很快樂，看到你我也很興奮，我很高興能參加派對。」）。
- 假設個案瞭解你說的內容。我們並非總能夠瞭解無口語能力之個案的瞭解程度，但最合理的方式是假設個案能夠瞭解且對於社會化和學習感到興趣。
- 談論與分享。務必要與缺乏可靠言語能力者進行對話。有些人雖然無法說話或使用迴音式言語（echoed speech），但並不代表不瞭解他人的溝通內容。對這些個案的指令太常只有命令、簡單的問題，甚至更悲慘的是訓斥。
- 大聲說話並無助於自閉症人士聽得更清楚，因此最好是使用中性與尊重的音調。
- 以符合個案年齡的方式進行交談。即使個案無法參與來回對談，分享適合個案年齡族群的故事、簡單的閒聊及任何資訊，都是尊重與親切的作法。

- 切勿假設個案的所有溝通都是有目的的。有些個案無法控制他們的肢體與行為，因此可能會說出或做出非出自本意的言語或行為。因為明顯的動作問題與學習障礙，泛自閉症族群可能有時會出現言語功能障礙。例如，他們可能會在想要表達「好」的時候說成「不」，或在想要喝水時說成想要穿鞋。
- 一起觀察與學習。對於有嚴重障礙者，團隊方式可能最有助於瞭解溝通內容。家庭成員、治療師及其他人員可坐在一起觀看個案的影帶，檢視個案提出需求與選擇、回應幽默、表達愛與感情、展現知能以及與他人互動的所有方式。例如，當團隊成員觀看學生準備上學的影帶時，孩童的母親可能可以指出個案敲打頭部表示想要他的帽子、發出「ㄅㄨ」的聲音表示想要他喜歡的書，或是會觸摸喜歡之對象的臉頰。
- 若你發現與無法說話之個案進行複雜之溝通具有挑戰性，請尋求有助於你進行對話的教具。你或許可大聲讀報、評論電視內容、翻閱相簿談論照片內容、讓個案參與多人對談建立與分享想法，或運用熟悉的物品（例如新的擴大性溝通輔具）作為閒聊的催化劑。
- 「聆聽」擴大性和替代性溝通（AAC）系統的使用者。使用 AAC 系統時的溝通行為亟需要彼此互動，因此，若溝通夥伴對言語外的溝通行為欠缺敏感度，AAC 使用者可能不容易打斷、插話或甚至起始一段對話。例如，AAC 使用者可能會指向溝通板上的某個字開始一段對話，若溝通夥伴沒有專心觀察 AAC 使用者、檢視 AAC 使用者想要加入對話的徵兆（例如，將手放在溝通板上或移動身體），即可能會遺漏此起始訊息。溝通夥伴也應注意對話步調的改變，並抱持開放的態度。許多時候，溝通夥伴會在句子中間中斷 AAC 使用者的對話，因為自認為已經知道接下來要打出或比出的字句內容，或可能會對 AAC 使用者嘗試溝通的努力逐漸失去耐性，而提前終止對話。
- 若自閉症光譜族群使用 AAC 系統（例如手語或圖形符號），則生活中的其他人也應使用 AAC 系統。若自閉症學習者使用圖形溝通板來表達選擇，老師也許可以在每天的某一時段內請所有學生使用溝通板表達選擇，從而教導所有學生其他的表達與溝通方法。若有孩童學習以手勢和手語進行溝通，整個家庭不應只是學會這些手勢和手語，還必須在自己與自閉症孩童及彼此間的溝通中，持續使用這些手勢和手語。

4.7 鼓勵與支持社會關係的策略

要瞭解的是，局外人是無法建立友誼的。身為教師、家長、朋友或具支持性的工作人員，我們只能夠鼓勵、提供大量建立社會關係和互動的機會，幫助學生學會如何提供與取得支持。以下為鼓勵與支持自閉症光譜族群之社會關係的一些策略：

- 提供自閉症族群與其他同齡及不同齡族群分享興趣的機會。尋找可符合個案需求和興趣的夏令營、課後活動、社團、社區團體。取決於個案的年齡，試著提供機會讓個案出入（在同儕或大人的支持下）同年齡之同儕可能會聚集的地方，包括體育館、公園、圖書館、電影院、購物中心、課後育樂中心（例如 YMCA 和兒童群益會 [Boys & Girls Clubs]），甚至是青少年常前往的餐廳和咖啡店。
- 建立有助於關係之開展與持續的環境。建立這些環境可能意謂環境調適（例如讓在擁擠忙亂之自助餐廳中出現社會化與互動困難的學生，在隔壁房間與少數學生一起用餐）、讓活動有變化（例如在教堂野餐會或夏令營提供廣泛的活動），或讓學生每次在某些活動中只和一或兩位同儕進行社交活動（例如在室內休息時間安排西洋棋活動，代替與全班同學進行猜字遊戲）。
- 在缺乏結構性時，為社會化建立架構。在自由活動期間，如下課時間，若有大人在遊戲場上教導並示範新的遊戲與活動，學生較能夠與同儕有成功的互動。可能會因此需要而招募社工員、諮商師、教師或輔助性專業人員（關於在下課期間提供更有結構性與建立社群的更多資訊，請前往 www.peacefulplaygrounds.com）。與家人相處的時段亦可運用此相同概念。當伯母、叔叔、姪子及祖父母在假日前來家中，若有遊戲或活動可以參與，自閉症個案可能會較容易成功進行社會化。家長可能會為幼童安排手工創作或簡易的遊戲，或建議較大的孩童參加才藝表演、用電腦編輯音樂、一起作點心或騎腳踏車。

- 練習適合孩童玩的遊戲。例如，小孩會喜歡玩捉人遊戲、山丘之王（king of the hill，**譯者註：卡通影片**）、捉迷藏、紅綠燈（**譯者註：抓人遊戲**）、「假裝」遊戲、追捕遊戲。在家中或學校外嘗試這些遊戲，幫助孩童學習必要的能力。
- 在困難度最高的社會情境中，提供自閉症族群一項工作或愉快的任務去完成。若你已知孩童對某活動會出現困難或感到恐懼，此項建議即顯得更為重要。幼童可在野餐時負責混合檸檬水或負責倒飲料。較大的孩童可擔任 DJ，負責為當天不同的時段點播與選擇音樂。此策略常可讓個案每次只與一位其他孩童互動，或至少比原活動所會遭遇的團體為小。
- 教導一些與社會關係有關的技巧。例如，輪流是大多數遊戲和活動所必需的。討論輪流、練習輪流、指出在電視節目與書本中的範例，並仔細教導如何輪流。你可能需要教導的其他技巧包括迎接問候、開始或結束對話、閒聊、分享教具、尊重個人物品、尊重個人空間。
- 部分個案可能會發現，觀看錄影帶中的社會互動，有助於學習新的策略與辨識有問題的情境。專為學習社交技巧所錄製的影片，可供此目的使用。另一個選擇為觀看以年輕人參與問題解決和拓展社交領域為特色的熱門電視劇——《被鐘聲拯救》（*Saved by the Bell*）、《戀愛世代》（*Dawson's Creek*）、《妙家庭》（*The Brady Bunch*）、《孟漢娜》（*Hannah Montana*）、《柔依 101》（*Zoey 101*）都是此類節目的好範例。
- 許多自閉症光譜族群會對線上交友感到較為自在。一些人會使用網際網路進行約會、遊戲（例如線上西洋棋）、分享相同的迷戀物（例如戰艦熱愛者團體）及目標（例如減重留言版）。雖然你也會想要鼓勵超越網際空間的關係，但這些關係對自閉症光譜族群時常極為重要，而應被視為真實的人際關係連結。

4.8 建立社交技巧的策略

建立與練習社交技巧是終身的工作。幼童必須學習如何在遊戲場上和睦共處、參加遊戲和活動、建立對話技巧。較大的學生必須適應派系、學習探索社群、瞭解錯綜複雜的派系與社會經驗，甚至學會約會計策。在任何一種情境中，以下策略可能有助於自閉症光譜族群建立社交技巧和能力：

- 家長或老師可藉由定期玩遊戲或投入有趣的合作活動，鼓勵適當的社交技巧發展。例如，長途旅行時，家人可一起玩「問候語遊戲」，亦即家庭內的每個人對車內的其他人說一句問候語、感謝語或體貼的用語。例如，教師可架構合作性的遊戲，讓學生圍著圓圈傳球，且只有在拿到球時才可說話。
- 看影片。錄下個案在社交情境中的表現並放給他看。請他評估表現良好的地方，並試著找出任何有困難之處。然後溫和地指出任何可再加強的社交技巧。
- 提供個案以角色扮演方式改善社交技巧的機會。在嘗試不同場景與情境時，一開始可先按劇本演出，然後進展到部分即興演出的場景，最後，完全的即興演出。
- 練習臻至完美。教導個案可在不同情境與環境下使用的特殊行為與反應。例如，你可提供詳細的霸凌處理指引、感覺沮喪時的因應之道或在感到困惑時尋求協助。
- 讀一讀。使用適齡的書籍與影片，你可教導好的態度，並提供個案以規則為基礎的系統，供其學習社交技巧。有許多很棒的態度指引可供孩童與青少年使用，包括：

  365 Manners Kids Should Know: Games, Activities, and Other Fun Ways to Help Children Learn Etiquette（《365 個幼童應學態度：幫助孩童學習禮儀的遊戲、活動和其他有趣方法》），作者：S. Eberly（Three Rivers Press, 2001）。

How to Behave and Why（《行為表現與緣由》），**作者**：M. Leaf（Universe, 2002）。

How Rude! The Teenager's Guide to Good Manners, Proper Behavior, and Not Grossing People Out（《無禮！良好態度、適切行為以及不惹人厭的青少年指引》），作者：A. J. Packer（Free Spirit, 1997）。

- 某些自閉症光譜族群需要有人幫忙他們去學習專注於情緒和表情，以及正確的情感標示。畫出或使用不同表情的臉部圖像，並請個案標示相關聯的情感。一旦他能夠標示某些情感後，即可幫助他辨識可能會出現這些情緒的情境。
- 切勿假設自閉症光譜族群能夠「讀出弦外之音」。你可能需要仔細教導個案去解讀肢體語言，並在困惑時要求澄清或尋求協助。你也可能需要教導特殊的情境，例如如何辨別偶然的事件（相對於有目的的）。
- 在不同情境教導與練習適當的音量。例如，個案可能不容易瞭解你在餐桌足以讓所有人聽見但又未如叫喊般大聲的音量。如果個案需要協助去評估及使用正確的音量，在不同情境下將個案的聲音錄製起來可能會有所幫助。可播放這些帶子給個案聽或看，並由家長或教師給予調整音量的必備訣竅。

4.9 動作差異的處理

自閉症光譜族群常有起始、停止、組合、執行與轉換動作的困難（Donnellan & Leary, 1995）。他們可能會使用過多的動作（例如拍手或搖擺）、說話過慢或過快、在精細動作任務中出現困難，或在動作或活動轉換時出現極大的困難。以下為處理這些及其他動作問題的一些方法：

- 考量你是否需要為這些動作或行為作些努力或嘗試。若孩童在興奮時拍手，並不一定會成為你需要矯正的問題。若個案在緊張時低聲嘀咕，可能就是你會允許甚或鼓勵的因應策略。許多案例中的重複性行為（repetitive behavior），均被視為自閉症的刻意行為。對某些人而言，可能只是一種放鬆方式。其他有些人可能會發現此動作有助於他們維持在座位上更長的時間，或單純可讓自己的身體感到更具「組織性」或甚至更具安全感。專業人員太常去嘗試「消除」這些行為，而不瞭解他們可能正在剝奪某些重要或有用的行為。
- 劇烈運動、多次休息及活動機會，對自閉症光譜族群均有助益。所有這些均應視需要融入個案的生活，請記住，以預防的角度提供運動遠比等到個案身體不適時再提供要來得更好。例如，在學校，有明顯動作問題的學生，應規律安排行走或感官休息時間。家庭也可將這些休息型態併入社區遠足。例如，你可能會在每週的教堂活動中間，安排一或兩次如廁休息，使孩童每次不需維持在座位上超過15 或 20 分鐘。在課堂開始前，可請自閉症光譜族群完成傳遞物品的任務（尤其是已經長時間坐在位置上時）。
- 觀察特定行為的出現時機與地點。如此你將可找出更多個案所具備的功能，並可加入其他支持，以符合個案的需求。例如，若個案磨牙是為了阻斷噪音，你或許可提供耳機，給予額外的支持。若個案在喧鬧時出現撞頭行為，可幫助個案在家中建立起寧靜的庇護空間。若個案在未取得所需資訊時出現咬手腕的行為，可試著提供輔助溝通系統，幫助個案提問。

- 若重複性的行為或突然的動作對他人（或對自閉症光譜族群）極易造成分心或危險，你可尋求替代行為。單純地要求或請個案停止行為——或更糟地，強制停止（例如抓住雙手或用手臂將其環抱）——可能會適得其反，甚至增強該行為。例如，若學生製造噪音，你可建議他聆聽一些音樂。若個案劇烈搖擺身體，可請他在跳床上彈跳或在跑步機上跑步。
- 處理易使他人分心或使自閉症光譜族群出現問題（例如尖叫）之動作的另一個方法，是建立時機與空間讓個案從事這些行為而不加以矯正、訓斥或改正。例如放學後，可讓孩童到自己的房間尖叫一段時間。
- 時常遭誤解的一種動作問題為「不適切」的笑容。有些自閉症光譜族群會不定時出現笑容，甚至會出現在非常嚴肅的時刻。注意此種笑容可能是一種痛苦或驚慌的信號。例如，若有學生在看到校長時出現咬自己手腕與詭異的笑容，可能真的是感到震驚卻無法表達適當的情感。在這些情境，請提供安心保證與撫慰，而非訓斥。
- 提供視覺支持。有些人在獲得視覺支持之協助時，會「茅塞頓開」。從家中到車內會有所遲疑或堅持時，可展示車子的圖像或給予「上車時間到了」的卡片。賴在地板上看似不願意或無法起來者，可給予「讓我們一起站起來」的卡片。
- 使用聽覺提示。若有特別困難的情境轉換，可加入一首歌曲或甚至是節奏性語言。例如，若孩童拒絕進入每天最後的例行活動，可播放一首短歌幫助他進入此過程。或是嘗試以其他聲音或聽覺提示代替音樂。可提供祖父朗誦喜愛之詩詞或笑話的錄音帶給情緒激動的人聽。
- 教導視覺化。若有人僵在樓梯井下方不動，可請他想像爬山，並在每一階與他談論詳細的風景或爬山所需要的裝備。若個案在某些情境下不容易開口談話，可請他想像會讓自己感覺舒服的人（或許是母親）位於該房間內。之後可鼓勵個案自己繼續想像。
- 引入認知策略。教導個案使用真言，例如「我可以做到」或「一次完成一個步驟」。示範如何建立小目標，例如「我現在只要進入水池 3 分鐘」。

- 試著給予身體上的支持。若個案試著說話卻嚴重口吃，將你的手輕放在他的手腕上或許可有所改善。若個案的行走步態極不穩定，走在旁邊或甚至握住他的手臂，可能會有幫助。
- 當學生經歷極度焦慮或挫折時，可能會出現自傷行為。在這些時候，通常最好的作法是平靜溫和地試著撫慰和勸誘個案減緩或停止該行為。你可能會給個案喜歡的物品或開始談論他最喜愛的話題。你也可開始哼唱他喜歡的歌曲，或以節律性的語調或耳語提供冷靜下來的建議。

4.10 感覺問題的處理：視覺

電器用品、陽光、螢光燈的閃爍、凌亂與混亂的空間及某些顏色，會對自閉症光譜族群帶來視覺上的挑戰。以下為處理視覺敏感的一些方法：

- 在消磨個案大部分時間的環境裡（例如寢室或教室），檢查是否可以降低視覺凌亂度。檢視物品排列。是否容易找到東西？空間是否混亂或具有明確的組織性？
- 在房間內搜尋及探索空間對某些人會有困難。尋求組織空間的方法，幫助自閉症個案能夠獨立工作、生活與遊戲。若將同類別的服裝放在貼有「星期幾」之標籤的箱子內，個案將可更容易獨立更衣。若將手工用品分開放於分類箱和容器內，孩童將可更容易選擇活動與活動後的收拾整理。
- 某些空間在視覺上也可能會有過度的刺激。電子遊戲場、戲院及某些主題餐廳，可能會對某些自閉症光譜族群帶來挑戰，尤其是使用閃光燈或極亮的照明時。
- 注意某些電腦網站對自閉症光譜族群可能會過度刺激或引起其他問題。尤其是具有閃爍燈光、影像變化或大量使用明亮色彩的網站。可尋找通過無障礙網站測試（Bobby-approved）的網站，較適合障礙人士使用（www.cast.org/products/Bobby）。某些小型器具（例如掌上型遊戲機），也可能具備這些特性。
- 燈光的問題——尤其是螢光燈——是自閉症光譜族群最常見的抱怨之一。若燈光有問題，有許多的調整方式（請參閱檢核表 3.11：建立舒適的教室環境中有關照明的資訊與概念）。
- 對光線特別敏感者，太陽眼鏡可能會有幫助。可在休息、乘車甚或室內出現螢光燈閃爍時，戴上眼鏡。眼罩或棒球帽亦可作此用途。
- 保持昏暗。評估室內是否需要照明。如果你是與自閉症光譜學生會談的校長，可在學生難以討論遊戲場行為時，關上螢光燈。在家中，如有需要，可安排燭光晚餐或調暗燈光。

- 留意可能的因應策略。重複性的行為例如搖擺、拍手甚或旋轉物品，可能是自閉症光譜族群在某方面壓力過大的徵兆。某些自閉症光譜族群出現這些行為，是作為處理視覺敏感的方法。若你觀察到此類行為，請檢視環境中的潛在挑戰，並盡可能觀察該行為是否有助於個案冷靜下來、處理不適或重獲專注力而不會造成干擾。

4.11 感覺問題的處理：觸覺

某些自閉症光譜族群會不想使用或碰觸某些物質或材質。這些族群可能會發現其他極具吸引力的物質。當我們瞭解這些差異與偏好後，即可運用這些知能提供支持。以下為處理自閉症光譜族群觸覺問題的一些方法：

- 學習瞭解你所愛或所支持之個案喜歡、不喜歡及嫌惡的感覺。有些孩童喜歡膠水和水的感覺，但不喜歡摸沙。其他孩童可能喜歡沙子的感覺，但會逃避觸摸報紙、泡沫或塑膠袋。
- 某些孩童與幼童會對某些食物質地極為喜歡或厭惡。對許多食物均有嚴重問題的孩童或幼童，最後可選擇的食物可能會非常侷限，甚或食用對身體有害的食物。為因應此限制，你可嘗試使用許多不同食物，並鼓勵個案試吃。你也可準備特殊的奶昔和冰沙，增加熱量和養分。
- 一些自閉症者不喜歡被碰觸、不喜歡被碰觸某些部位（例如後腦杓），或僅可忍受某些種類的碰觸。基於安全理由，碰觸或伸出手觸碰自閉症個案前，請先尋求許可。例如，詢問：「我可以握你的手嗎？」或若一定要碰觸時，請讓個案知道將要發生的事情、將碰觸的部位以及原因。例如，「醫師需要碰觸你的頭部和耳朵，檢查是否有耳朵感染。」
- 碰觸的問題在洗澡與沐浴時會特別有挑戰性。試著教導個案自己洗淨臉部與雙手（或許可將肥皂輕塗在前額、臉頰、下巴，並讓個案嘗試洗淨泡沫）。你也可使用沐浴乳或肥皂液，若個案發現這些物品較具吸引力。
- 許多自閉症光譜族群的另一個主要的挑戰為頭髮照護。許多個案發現洗頭和梳頭極為不適，有些個案甚至會感到痛苦。為避免反抗，選用軟毛髮梳或提供多把梳子供其選擇，由個案告訴你或選擇最適合的梳子。在造型或剪髮時，也需考量此挑戰。例如，若你是家長，你或許會想要避免讓討厭頭髮被碰觸的孩童留辮子，且可能會想要減少使用裝飾配件。

- 刮鬍子會是另一項障礙。某些自閉症光譜成人會因而選擇留辮子與八字鬍。電鬍刀或許適合具此敏感性的個案使用。
- 對於無法忍受某些材質或衣服標籤的個案，考慮不同的衣物選擇。一些服飾公司會生產此類不具標籤的內衣褲。有的公司會專門針對有感覺需求的族群生產柔軟布衣褲。若你發現個案真正喜歡的衣服或褲子，可考慮多買幾件。
- 某些孩童與青少年喜歡的衣服為附有帽子的帽 T。頭部會較為舒適並提供好的安全感；亦可在壓力過大時，作為小型的藏匿處。

4.12 感覺問題的處理：聽覺

若你曾有過在警鈴響起或氣笛聲響起時與自閉症光譜族群共處的經驗，你可能已見識過聽覺敏感所帶來的不適。以下為處理自閉症光譜族群聽覺問題的一些方法：

- 盡量使用平靜、輕柔的聲音，尤其是在個案感到沮喪時。許多自閉症光譜族群表示耳語具有極大的撫慰效果。
- 遠離鐘聲。警鈴、氣笛和鐘聲均可能引起聽覺敏感學生的壓力反應。設法避免讓個案暴露於這些常會引起痛苦的經驗。例如，教師可能會讓自閉症學生的座位盡量遠離鐘聲，或在該時段使用可隔絕噪音的耳機。家長可盡量避免開車經過消防局。
- 減少噪音。鋪設地毯，懸掛布簾。將網球或防滑橡膠頭裝在桌腳和椅腳上。尋找具降低噪音功能的器具。將電視機放在架子上而非地板上。盡可能使用中央空調而非窗型冷氣。使用噪音較低或較為安靜的裝置。在洗碗機、洗衣機或烘乾機周圍安裝隔音裝置。面對嘈雜的街道使用雙層石牆或外牆增厚設施。若居住於機場附近，請在屋頂額外鋪上油毛氈（asphalt roofing）。
- 降低音量。使用視訊遊戲、電視機、電腦和其他電器用品時，請盡量使用最低的音量設定。
- 替換聲音。例如，若孩童在電話鈴響時發怒，請更換為音樂鈴聲模式。若微波爐的嗶聲對個案的耳朵過於難耐，請購置個案可忍受的攜帶式計時器。
- 阻絕。讓個案在嘈雜或忙亂的環境中，使用耳機聆聽柔和的音樂。
- 提供耳塞或耳機。讓個案仍可聽見你的聲音，但又不會聽到太多令其分心的事物。若無法忍受耳機，在嘗試其他不同類型之耳機前，切勿輕易放棄。有些個案不會配戴完全罩住耳朵的大耳機，但願意配戴耳道式耳機；有些個案不願意耳朵放入任何物品，但願意使用附有泡棉包覆的耳機。亦可嘗試使用可消除噪音的耳機。

- 注意點心。有些食物會引起自閉症光譜族群的聽覺問題。某些個案會難以忍受大聲的食物咬嚼聲，例如玉米餅、米餅或甚至是爆米花。
- 注意環境中的聲音可能會引起行為問題，因此當個案出現行為障礙、情緒爆發或消沉時，請評估聽覺敏感的可能性。個案是否會對其他人無法偵測到的聲音作出反應（例如站在幾英尺外吸吮糖果的人）？個案是否會對我們可聽見但不會視為問題的聲音作出反應（例如遠處垃圾車微弱的倒車嗶嗶聲）？

4.13 感覺問題的處理：嗅覺

我們確實無法掌控環境中的所有味道，或預測周遭的氣味會對自閉症個案帶來何種影響。不過，我們可備妥一些策略，以幫助鼻子和嗅覺系統敏感的個案。以下為處理自閉症光譜族群此項特殊之敏感性的一些方式：

- 取得個案對於環境中不同氣味的回饋。去瞭解哪些氣味對個案而言是愉悅的以及哪些會引起問題。
- 避免使用修臉潤膚露。許多自閉症個案表示，香水及其他個人用品常會引發問題。若自閉症光譜個案似乎會逃避特定的人士或偶爾才會與該人士互動，請考量自閉症個案可能是對該人士的香水、乳液、髮膠、修臉潤膚露、古龍水或洗髮精有反應。若個案對這些類型的氣味非常敏感，家庭成員和工作人員應盡量避免使用這些氣味過重的用品。
- 盡量避免對自閉症光譜族群具有過高挑戰性的場域或情境。對某些人而言，這些場域可能是咖啡店；對其他人而言，可能是加油站。
- 尋找通風處。在具有強烈氣味的場域中（例如餐廳），可將自閉症族群的座位安排在出入口或窗戶附近。
- 提供小型個人扇子。不僅可降溫保持舒適的溫度，並可驅散令人作嘔或無法忍受的氣味。
- 使用愉悅的香味替代令人不悅的氣味。若能找出想要的香味，可用來支持自閉症個案。例如，若孩童喜歡薄荷的氣味，則可在具挑戰性的時刻或遭遇其他帶來困擾的氣味時，使用薄荷糖或具該香味的乳液，提供撫慰。

4.14 教與學的策略

無論你是一位營隊輔導員、自閉症光譜孩童的祖母或居家健康服務者，均可能需負責教導自閉症光譜族群某些事物。以下為嘗試教導某人使用擴大性溝通系統、玩遊戲或洗臉時有幫助的一些教學策略：

- 保持正向。指出做得好的地方。
- 保持耐心與平靜。某些自閉症人士需重複嘗試，才能學會某些新的行為、任務或概念。
- 觀察學習者，設定課程或課堂的步調。觀察挫折的徵兆，視需要予以休息。
- 如同 Temple Grandin 這位自閉症女士的分享：「許多自閉症人士均為視覺型思考。我習慣以圖形進行思考，而非語言。我的所有思考內容就像是想像出來的錄影帶。圖形是我的第一語言，字詞則是第二語言」（Grandin, 2002, p. 1）。視覺有助於學生更有安全感、組織性，並可讓環境感覺更安全。也有助於幫助學生更為獨立，亦即仰賴視覺線索而非他人提示。例如，若你嘗試教導孩童整理桌面，放上餐盤、叉子、湯匙、刀子、玻璃杯、餐巾等放置位置的輪廓，可能會有幫助。若嘗試教導青少年遵循簡易食譜，每個步驟均應提供圖示與書面指示。
- 談論你個人學習新事物或遭遇困難的經驗。即使個案缺乏可靠的溝通能力而無法參與討論，亦應分享你的想法和經驗，並讓個案知道所有人在執行、理解新事物時，均會面對挑戰。
- 使用柔和、穩定的聲音。過大或太激動的聲音可能會使個案分心，且在某些情況下可能會難以辨識。
- 將任務拆解為小步驟。要教會孩童刷牙，一開始先教導從架子上取下牙刷可能會有所幫助。在熟練此步驟後，再加入其餘步驟。
- 盡可能以經驗進行教導。示範要教導的內容。在要求獨力完成前，讓自閉症孩童或青少年與你一起嘗試該任務。

- 盡量讓學習更感自在、無壓力，以及有趣。若可輕易融入活動之中，可利用學生熱愛的事物進行教學，或是建立可取悅個案的情境。例如，若孩童喜歡在長沙發上蜷曲在毯子裡，則該處所可能是比廚房餐桌更適合練習閱讀的場域。
- 嘗試、嘗試、再嘗試。一旦未能成功，可在不同的情境再試一次。例如，你可能會試著在戶外、室內、與其他孩童一起、搭配或不搭配激勵能量的音樂，教導接球遊戲。亦可使用不同的教具。同樣在接球的例子中，可嘗試海灘球、橡膠球、毛毛塑膠球（Koosh ball）、足球，甚或是喜歡的物品，如絨毛玩具。最後，可嘗試搭配不同的教學夥伴。如果未能成功，可商請其他成人進行嘗試。如果爸爸未能成功，或許媽媽會成功。若媽媽未能成功，或許手足或同儕會成功。

4.15 促進與教導組織能力

促進與教導組織能力可讓學生感到較為放鬆、有自信與可掌控。此外，在具組織性之空間內工作、學習與遊戲的人，可學習與運用日後可帶入成人生活的技巧。以下為促進與教導自閉症光譜族群組織能力的好方法：

- 示範如何使用組織工具，例如日曆、待辦事項清單、每日行事曆、專案時間表。當你使用這些工具時，請討論使用步驟。例如，若你在廚房擺放大型的家庭行事曆，請明確討論你填入的內容及原因。讓孩童為特殊日期貼上貼紙，或槓掉過去的日期。
- 以顏色標示的用品可使組織更形容易。數學筆記本與教科書的封面可使用紅色，科學教材則可標示綠色。此原則亦可運用於居家生活。
- 物品輪廓可提供給自閉症族群明確的物品擺放位置概念。例如，可利用鉛筆筒、釘書機和膠台的輪廓建立桌曆的放置位置，幫助個案維持工作區域的整齊。
- 將自閉症個案的所有裝備／用具與教具貼上標籤，尤其是外出使用的物品。可作記號的物品諸如書包、球或午餐盒。至於紙張、文件夾、書籍或簡易電器用品，可在地址標籤紙印上姓名和電話號碼並隨身攜帶使用。教導個案此策略，幫助建立標示重要所屬物品的習慣。
- 確認個案已取得每堂課程或活動所需的所有教具。你甚至可為這些教具製作不同的收納包。例如，在家中，你可準備足球用品包、圖書館背包、保母用品包。用於這些活動的所有物品，均應分別裝入這些背包。在學校，教師可依此方式建立檔案夾系統或是置物櫃。
- 提供小型鑰匙圈錄音機，以便即時建立與儲存提示內容。或讓個案打電話給自己並在語音信箱留言，供日後聆聽，並作為來電答鈴（electronic string）使用。

- 建立國稅局（IRS）提示系統。當我們寄送稅務資料時，IRS 不希望我們忘記繳付款項或必需的文件，因而會在信封上註明小的提示訊息（例如「是否已簽署姓名？」「是否已放入款項？」）。此相同的策略亦可運用於居家或教室情境。家長可在廚房張貼以下問題的標示：「是否有攜帶電話？」「是否有攜帶皮夾？」「是否已完成功課？」同樣地，老師可在教室門上張貼提示所有學生的標示：「是否有帶鉛筆？」「是否有帶作業？」
- 提供檢核表，幫助自閉症光譜族群：
  □打包行李。
  □整理遠足用品。
  □蒐集教具。
  □完成例行作息。
  □完成長期計畫。
  □著手處理長期目標。
  □完成所有作業。
  □保存完成的任務記錄。
- 盡量維持工作區域的清潔與整齊。若「所有物品均歸回原位」，則自閉症幼童可較容易維持組織性。學生應有明確的用品放置處、作業區及作品存放區，以及玩具和教具放置區。在家中，應有相似的環境建構。應將電玩遊戲、影片、光碟片、玩具、書籍和雜誌、學校用品及其他常用教具，存放於標示清楚的容器內，使個案容易取得。組織能力的一個重要部分在於提供用品適當的容器與存放空間。若涼鞋與運動鞋散落於房間四處，請購置房間用的懸掛式鞋架，這是比大型洗衣籃更好用的選擇。若學生的桌子過於混亂，請提供個別的容器放置書寫用具、美術用品、數學用品，或配備具額外掛勾、掛袋的衣物櫃，以及專為某些主題領域設計的容器。
- 針對許多環境所需使用的用具，若可讓學生將其存放於欲使用的空間，將會有所助益。對某些學生而言，攜帶太多教具會引起挫折，且會遺漏物品！若學生需在室內不同房間完成作品（如地下室及臥室），比較好的方式是在這些地方都擺設美術用具。若高中的每堂課程均需用到削好的 2 號鉛筆，但學生卻常易遺忘，請考慮是否允許可在每間教室都擺放筆袋。

・教導個案維持組織性的策略。例如，在每堂課程結束時，與個案一起將紙張歸檔於適當的檔案夾和容器內，直到建立習慣為止。

4.16 幫助自閉症光譜族群適應改變

少數自閉症光譜族群會認同「改變是好事」的想法。對大多數自閉症或亞斯伯格症候群而言，改變會引起驚慌、挫折或至少是失望。不幸地，改變並不一定能夠避免，但下述建議可能有助於自閉症光譜族群的適應技巧：

- 提前讓個案準備好，盡可能提醒即將來臨的改變。許多人幾乎都會錯誤地假定非預期的改變會比較容易。
- 對即將來臨或突發性的改變，同時提供視覺及口語解釋。錄影帶、照片、繪圖或地圖均有助於家長、教師或照護者幫忙個案準備好因應非預期的新事務。若必須經由新的路徑前往 Jada 阿姨家，可提供標示即將出現之地標的繪圖。若有新的人員進入個案的生活中，你可展示照片，或讓個案透過電腦的 Skype 與對方對話，使其對於即將到來之會面感到更為自在。
- 許多自閉症光譜族群，尤其是孩童，會使用視覺行事曆（每日活動的圖示列表）管理時間與組織生活。運用此一工具的族群（或使用任何形式之日曆或行事曆系統），可將新的資訊納入行事曆以及預先共享資訊，解決改變所引起的問題。
- 認可個案第一次面對新人員（如教師或保母）或新地方（如新學校或新家）時，可能會倍感壓力。建議個案自己準備好去面對這些情況，而你可建議他帶著自己喜愛的物品，或練習在新情境下採取行動或反應的方式。
- 引入有助於度過挑戰的真言，例如「這些都會過去的」或「專心呼吸」。
- 談論你處理改變的方法。舉例說明你遇到挑戰時的奮戰過程，分享你如何處理各種情境。
- 指出電視節目及影集上的人物如何處理變化及挑戰。例如，你可能會談論小小探險家朵拉（*Nora the Explorer*）如何因應新弟妹之出

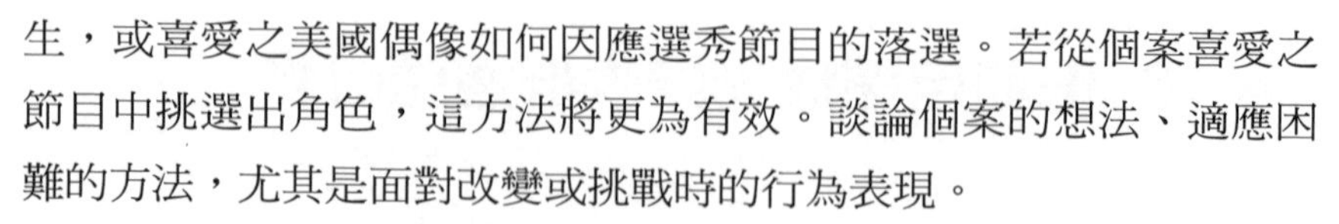

生，或喜愛之美國偶像如何因應選秀節目的落選。若從個案喜愛之節目中挑選出角色，這方法將更為有效。談論個案的想法、適應困難的方法，尤其是面對改變或挑戰時的行為表現。

- 對一些人而言，戲劇療法或讀書療法有助於學習適應改變的方法。在此方法中，個案會閱讀或扮演具特定主題或課程的故事。在此範例中，與改變有關的故事將成為研究的重點。學習此策略之最受歡迎的資源是由 Paula Crimmens 撰寫之《特殊教育中的戲劇療法與說故事療法》（*Drama Therapy and Storymaking in Special Education,* 2006）。
- 讓個案實際體驗過渡或改變。若有新生兒進入家庭，請讓孩童帶一些舊玩具到育兒室。若有寵物魚死亡，請讓孩童將其埋葬在院子中。

4.17 處理挑戰行為

本書所列的許多其他檢核表，將有助於預防和處理挑戰行為。不過，本檢核表所列項目是一些最靠得住的訣竅。以下為處理挑戰行為及困境時刻的建設性作法：

- 小心使用處罰作為挑戰行為的反應。處罰適用於做錯事情的人；不過，並無助於讓他瞭解替代行為或適當行為。在大多數的案例中，並無法教導新技巧或新能力。
- 分析行為，進行觀察。與個案及瞭解個案的人會談。考量該行為是否有意義？是否具目的性？需求為何，如有，是否可滿足？目的為進行溝通嗎？該行為代表不適症狀或疼痛嗎？
- 自閉症或亞斯伯格症候群可能難以直接談論面臨的困難，尤其是感覺陷入危機或困境時。可嘗試談論發生於非特定友人身上的相同問題，或講述喜愛之電視或卡通人物會如何處理相似問題的故事。
- 盡量調適。評估個人的環境，觀察哪些任務或活動會引致困難，以及是否可透過某些方式加以避免或調適。例如，若離開操場回教室時總是會引致抗拒與奔跑，可嘗試讓學生在轉換期間擔任領導角色（例如隊伍的帶隊者），或在轉換期間安排陪伴的友人一起走。
- 教導可能需要的技巧。如果因為不會玩其他人在玩的遊戲而抓狂，可教導其進行遊戲的方式。如果因為想播放影帶但母親正在講電話而感到受挫，可教導其使用 DVD 播放機的方法。
- 隨時作好準備。許多行為上的挑戰是從預期之改變，或非預期之事件或情境所衍生而來（例如遲到的公車或代課老師）。試著讓學生準備好去因應這些改變，或至少在這些變化出現時，準備提供慰藉與協助，沒有任何準備可是不行的。
- 拆解。將大型任務分解為多個可處理的步驟，將可避免困難的發生。相較於「整理玩具區」，孩童可能對於「撿起十個積木」能夠有更好的反應。

・放鬆。教導孩童降低壓力。教導冥想、放鬆練習（例如「緊繃然後放鬆」）、視覺化或甚至是瑜珈。幫助他們在情緒波動時，「運用」這些技巧。

・請個案提供意見。請他們提供日後避免出現障礙行為的建議。

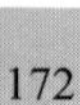

4.18 危機處理策略

當有人陷入危機時，唯一適當的反應就是協助找出解決之道。當某人心煩意亂或無法重獲掌控時，請準備提供最平靜、溫和與寬厚的支持。以下為協助自閉症光譜族群處理危機的一些策略：

- 盡量維持平靜。若周遭人士過於緊繃或生氣或漸趨暴躁，則處於危機中的人是很難放鬆的。若難以平靜，請試著進行深呼吸、緩慢數到 10，或向周遭人士尋求協助。
- 切勿教育處於危機中的人士。當有人失去控制或即將失控時，並不是給予威脅、檢視後果、提醒當事人即將面對之處罰或教導未來需避免發生此種危機的好時機。處於危機中的目標為脫離危機。
- 使用低而沉穩的聲音或甚至低聲耳語。若你提高音量或使用脅迫的用語，大多數的學生會予以反擊而難以脫離危機。
- 使用鼓舞的語言（例如「我可以怎麼幫助你？」）——或是什麼都不要說。警告與最後通牒在危機情境中並無助益。
- 試著散散步但別說話。這麼做並不是處罰，而是團結一致、維持平和與平靜。
- 做一些出乎預期、可能會令人欣慰的舉止。試著輕聲哼唱、從 1 數到 100，或甚至手舞足蹈，轉移注意力。
- 提供冷靜的具體建議。你可能會提出視覺化或嘗試放鬆策略的建議（例如緊繃然後放鬆肩部）。
- 提供資訊，例如，若對於非預期性的改變感到沮喪（例如因為天候惡劣而提早下課），請試著提供你對該情境所瞭解的一切資訊。你可將主管傳送的快報提供給他，或與他談論氣候狀況及所造成的影響。告訴他學生被送回家中的特定原因可能會有幫助（例如，公車在結冰的路上行駛並不安全）。
- 拿起筆。若當事人無法在你說話時冷靜下來，試著寫下訊息或畫圖，讓他瞭解你希望他做什麼、接下來會發生什麼事情，或有助於放鬆的事物。

- 減少要求的數量與難度。若因為困難度過高或一次需處理太多事情而感到吃力，請轉換至較平靜的環境、減少任務要求，或重新引導較不具壓力的活動或任務。
- 提供個案可帶來慰藉或舒適感的物品。如有喜愛的玩具、幸運小物、書本或圖片，請規劃一些時間與空間讓個案使用或享用。例如，或許可提供素描本給喜愛繪畫的人。
- 如果你知道有適合個案的因應策略，請務必在危機出現時加以運用。若經典搖滾樂可作為慰藉工具，可立即提供 iPod。若個案在遇到困難時有喜歡閱讀的書本，迅速從書架上取下讓他開始閱讀。
- 考量行為的任何醫學或生理因素。個案是否經歷疼痛或不適？一些發作——尤其是出乎預期的——實際上可能屬於癲癇發作。癲癇在自閉症中並非少見，且會因為自閉症光譜族群的溝通和感覺障礙而難以進行診斷。

CHAPTER FIVE

第5章

給家長及教師的有用資源

前言

你在尋找關於社交技巧的好書嗎？需要一些可信賴的網站以求助有關學校教育的策略、溝通或家庭議題？對於有助於學習自閉症的 DVD 有興趣嗎？本書可提供協助。本章列出我們最喜愛的 DVD、書籍、網站、組織及廠商清單，幫助你進行連結、學習與尋找答案。

本章的第一份清單，涵蓋會吸引自閉症光譜族群及其家庭，以及任何關心、支持或教導自閉症光譜族群之人士興趣的 DVD 推薦。之後則為書籍推薦和網站推薦。為讓讀者更容易瀏覽本章節，我們將書籍和網站部分區分為以下類別：自閉症、自傳與自我倡議、行為、溝通、家庭、融合、感覺與動作差異、社會支持、教與學。雖然某些書籍和網站分類確實超過一種領域，我們會以主要的主題或內容進行分類。

廠商清單的內容亦相似，但僅有五種分類：溝通、融合、感覺與動作功能差異、社會支持、教與學。清單中的廠商提供各式物品，包括從擴大性溝通輔具到改造玩具等。

最後，本章納入透過外展服務、網絡建構、資源提供、轉介、全國及地區討論會，協助教育人員、支持工作人員及家庭的十個組織。本清單僅為能夠提供家庭、學校及社區服務，幫助學習及分享資源的組織之一小部分。我們希望你可利用本清單作為探索你的城市、州或國家可使用之資源的起點。

明顯地，有更多的資源超過本書所能分享的範圍，因此我們必須明確地表明，我們並不認為這些清單已全部囊括。每天都有更多的資源可提供給家庭、學校及社區使用，我們也不斷發現新的、自己喜歡使用並想推薦給他人的資源。不過，我們有信心在本章所提供的建議，將是學習更多有關自閉症及亞斯伯格症候群，以及取得所需資訊的穩固起點。

5.1 影片推薦

■《自閉症：音樂劇》（*Autism: The Musical*）

Tricia Regan, Bunim-Murray Productions (2007).

www.autismthemusical.com

兩屆艾美獎（Emmys）得主，《自閉症：音樂劇》跟隨五位孩童六個月的時間。導演 Tricia Regan 捕捉他們真實的家庭生活，觀察音樂作品如何提供讓孩童感到舒適的空間，並讓他們有機會表現自己獨特的一面。

■《自閉症世界》（*Autism Is a World*）

Geraldine Wurzburg, State of the Art (2004).

www.stateart.com/works.php?workId=27

《自閉症世界》是由自閉症女士 Sue Rubin 撰寫的一部紀錄短片。這部影片記錄 Rubin 的生活及意念，係由有線電視新聞網（CNN cable network）共同攝製，導演為 Gerardine Wurzburg。該片在 2005 年獲金像獎最佳紀錄短片提名。

■《融合Samuel》（*Including Samuel*）

Dan Habib (2007).

www.includingsamuel.com

本片並未特別針對自閉症，但吸引許多家庭及教師的興趣。本片建構於導演及其家人努力要將 8 歲的 Samuel 融入學校及社區之各種層面的過程。《融合 Samuel》並勾勒其他四個家庭的概況，也訪談許多教師、年輕人、家長及身心障礙者權利專家。

■《透視內幕：經由打字使用言語的旅程》（*Inside the Edge: A Journey to Using Speech Through Typing*）

J. Gamble, Syracuse University (2002).

www.inclusioninstitutes.org/index.cfm?catID=51

由名喚 Jamie Burke 的年輕男性所撰寫與講述，本片記載他從打字溝通進展到唸出打字內容，以及最後不需使用打字即可主動說出言語的歷程。

■《莫札特和鯨魚》（*Mozart and the Whale*）

Peter Naess, Big City Pictures (2005).

《莫札特和鯨魚》的靈感得自 Jerry 和 Mary Newport 的愛情故事，兩人均患有亞斯伯格症候群，他們歷經結婚、離婚，又再攜手步上紅毯。

■《「我們認為你不曾提問」：自閉症族群的聲音》（*"We Thought You'd Never Ask": Voices of People with Autism*）

Paula Kluth, John Hussman, Beret Strong, and John Tweedy; The Hussman Foundation (2009).

www.landlockedfilms.com/index.htm 或 www.paulakluth.com

由六位自閉症成人主演的短片，回答關於「什麼是自閉症？」「什麼對自閉症有益或有幫助？」「什麼是支持？」等問題。

5.2 書籍推薦

·自閉症·

Ariel, C., & Naseef, R. (2006). *Voices from the spectrum: Parents, grandparents, siblings, people with autism, and professionals share their wisdom*. Philadelphia: Jessica Kingsley.

Attwood, T. (2008). *The complete guide to Asperger's syndrome*. Philadelphia: Jessica Kingsley.

Biklen, D. (2005). *Autism and the myth of the person alone*. New York: NYU Press.

Parish, R. (2008). *Embracing autism: Connecting and communicating with children in the autism spectrum*. San Francisco: Jossey-Bass.

Shore, S. (Ed.). (2004). *Ask and tell: Self-advocacy and disclosure for people on the autism spectrum*. Philadelphia: Jessica Kingsley.

Williams, D. (1996). *Autism: An inside-out approach*. Philadelphia: Jessica Kingsley.

Zysk, V., & Notbohm, E. (2004). *1001 Great ideas for teaching and raising children with autism spectrum disorders*. Arlington, TX: Future Horizons.

·自傳·

Barron, J., & Barron, S. (1992). *There's a boy in here*. New York: Simon & Schuster.

Blackman, L. (2001). *Lucy's story: Autism and other adventures*. Philadelphia: Jessica Kingsley.

Gerland, G. (1997). *A real person: Life on the outside*. London: Souvenir Press.

Grandin, T. (2006). *Thinking in pictures: my life with autism, Expanded edition*. New York: Vintage Books.

Grandin, T. (2008). *The way I see it: A personal look at autism and Asperger's syndrome*. Arlington, TX: Future Horizons.

Grandin, T., & Scariano, M. (1996). *Emergence: Labeled autistic*. New York: Warner Books.

Hall, K. (2001). *Asperger syndrome, the universe and everything*. Philadelphia: Jessica Kingsley.

Jackson, L. (2002). *Freaks, geeks, and Asperger syndrome: A user guide to adolescence*. Philadelphia: Jessica Kingsley.

Lawson, W. (1998). *Life behind glass*. Philadelphia: Jessica Kingsley.

Mukhopadhyay, T. R. (2003). *The mind tree: A miraculous child breaks the silence of autism*. New York: Arcade.

O'Neill, J. L. (1999). *Through the eyes of aliens: A book about autistic people*. Philadelphia: Jessica Kingsley.

Prince-Hughes, D. (2004). *Songs of the gorilla nation: My journey through autism*. New York: Harmony Books.

Robison, J. E. (2007). *Look me in the eye: My life with Asperger's*. New York: Crown.

Shore, S. (2003). *Beyond the wall: Personal experiences with autism and Asperger syndrome* Second edition. Shawnee Mission, KS: Autism Asperger.

Tammet, D. (2007). *Born on a blue day: Inside the extraordinary mind of an autistic savant*. New York: Free Press.

Tammet, D. (2009). *Embracing the wide sky: A tour across the horizons of the mind*. New York: Free Press.

Willey, L. H. (1999). *Pretending to be normal*. Philadelphia: Jessica Kingsley.

Williams, D. (1992). *Nobody nowhere: The extraordinary autobiography of an autistic*. New York: Avon.

Williams, D. (1994). *Somebody, somewhere: Breaking free from the world of autism*. New York: Times Books.

・行為・

Baker, J. (2008). *No more meltdowns: Positive strategies for managing and preventing out-of-control behavior*. Arlington, TX: Future Horizons.

Bailey, B. (2001). *Conscious discipline: Seven basic skills for brain smart classroom management*. Oviedo, FL: Loving Guidance.

Dunn, K., & Curtis, M. (2004). *The incredible 5-point scale: Assisting students with autism spectrum disorders in understanding social interactions and controlling their emotional responses*. Shawnee Mission, KS: Autism Asperger.

Jones, A. (1998). *104 activities that build: Self-esteem, teamwork, communication, anger management, self-discovery, coping skills*. Richland, WA: Rec Room.

Kluth, P., & Schwarz, P. (2008). *Just give him the whale! 20 ways to use fascinations, areas of expertise, and strengths to support students with autism*. Baltimore: Paul H. Brookes.

Lovett, H. (1995). *Learning to listen*. Baltimore: Paul H. Brookes.

Smith Myles, B., & Southwick, J. (2005). *Asperger syndrome and difficult moments: Practical solutions for tantrums, rage, and meltdowns*. Shawnee Mission, KS: Autism Asperger.

・溝通・

Beukelman, D. R., & Mirenda, P. (2006). *Augmentative and alternative communication: Supporting children and adults with complex communication needs*. Baltimore: Paul H. Brookes.

Biklen, D., & Cardinal, D. (Eds.). (1997). *Contested words, contested science: Unraveling the facilitated communication controversy*. New York: Teachers College Press.

Downing, J. (2005). *Teaching communication skills to students with severe disabilities* (2nd ed.). Baltimore: Paul H. Brookes.

Flodin, M. (2004). *Signing illustrated: The complete learning guide* (Rev. ed.). New York: Perigee Trade.

Gray, C. (1994). *Comic strip conversations*. Arlington, TX: Future Horizons.

Greenspan, G. (2006). *Engaging autism: Helping children relate, communicate, and think with the DIR Floortime Approach*. New York: Da Capo Lifelong Books.

Mirenda, P., & Iacono, T. (Eds.). (2008). *Autism spectrum disorders and AAC (augmentative and alternative communication)* Baltimore: Paul H. Brookes.

Mukhopadhyay, T. (2008). *How can I talk if my lips don't move? Inside my autistic mind*. New York: Arcade.

・家庭・

Barron, J., & Barron, S. (1992). *There's a boy in here*. New York: Simon & Schuster.

Collins, P. (2005). *Not even wrong: A father's journey into the lost history of autism*. New York: Bloomsbury.

Dowling, C., Nicoll, N., & Thomas, B. (Eds.). (2006). *A different kind of perfect: Writings by parents on raising a child with special needs*. Boston: Trumpeter.

Fling, E. (2000). *Eating an artichoke: A mother's perspective on Asperger syndrome*. Philadelphia: Jessica Kingsley.

Ginsberg, D. (2002). *Raising Blaze*. New York: Harper Collins.

Hughes, R. (2003). *Running with Walker*. Philadelphia: Jessica Kingsley.

Kephart, B. (1998). *A slant of sun*. New York: Norton.

LaSalle, B. (2004). *Finding Ben*. New York: McGraw-Hill.

Mont, D. (2002). *A different kind of boy*. Philadelphia: Jessica Kingsley.

Sakai, K. (2005). *Finding our way: Practical solutions for creating supportive home and community for the Asperger syndrome family*. Shawnee Mission, KS: Autism Asperger.

Savarese, R. (2007). *Reasonable people: A memoir of autism and adoption—on the meaning of family and the politics of neurological difference*. New York: Other Press.

Waites, J., & Swinbourne, H. (2001). *Smiling at the shadows: A mother's journey through heartache and joy*. New York: Harper Collins.

Willey, L. H. (2001). *Asperger syndrome in the family: Redefining normal*. Philadelphia: Jessica Kingsley.

・融合・

Downing, J. (2002). *Including students with severe and multiple disabilities in typical classrooms*. Baltimore: Paul H. Brookes.

Falvey, M. (2005). *Believe in my child with special needs! Helping children achieve their potential in school*. Baltimore: Paul H. Brookes.

Johnson, M. D., & Corden, S. H. (2004). *Beyond words: The successful inclusion of a child with autism*. Knoxville, TN: Merry Pace Press.

Kinney, J., & Fischer, D. (2001). *Co-teaching students with autism*. Verona, WI: IEP Resources.

Kluth, P. (2003). *"You're going to love this kid": Teaching students with autism in the inclusive classroom*. Baltimore: Paul H. Brookes.

Sapon-Shevin, M. (1999). *Because we can change the world: A practical guide to building cooperative, inclusive classroom communities*. Boston: Allyn & Bacon.

Sapon-Shevin, M. (2007). *Widening the circle*. Boston: Beacon Press.

Schwarz, P. (2006). *From disability to possibility*. Portsmouth, NH: Heinemann.

Schwarz, P., & Kluth, P. (2007). *You're welcome: 30 innovative ideas for the inclusive classroom*. Portsmouth, NH: Heinemann.

・感覺與動作差異・

Biel, L., & Peske, N. (2005). *Raising a sensory smart child: The definitive handbook for helping your child with sensory integration issues*. New York: Penguin.

Donnellan, A., & Leary, M. (1995). *Movement differences and diversity in autism/mental retardation: Appreciating and accommodating people with communication and behavior challenges*. Madison, WI: DRI Press.

Gillingham, G. (1995). *Autism: Handle with care*. Edmonton, Canada: Tacit.

Heller, S. (2003). *Too loud, too bright, too fast, too tight: What to do if you are sensory defensive in an overstimulating world*. New York: Quill.

Kranowitz, C. (2006). *The out-of-sync child: Recognizing and coping with sensory processing disorder* (Rev. ed.). New York: Perigee.

Kranowitz, C. (2006). *The out-of-sync child has fun: Activities for kids with sensory processing disorder (Rev. ed.)*. New York: Perigee.

Smith-Myles, B., Cook, K., Miller, N., Rinner, L., & Robbins, L. (2000). *Asperger syndrome and sensory issues: Practical solutions for making sense of the world*. Shawnee Mission, KS: Autism Asperger.

・社會支持・

Baker, J. (2003). *The social skills picture book: Teaching play, emotion, and communication to children with autism*. Arlington, TX: Future Horizons.

Baker, J. (2006). *Preparing for life: The complete guide for transitioning to adulthood for those with autism and Asperger's syndrome*. Arlington, TX: Future Horizons.

Grandin, T., & Barron, S. (2005). *The unwritten rules of social relationships: Decoding social mysteries through the unique perspectives of autism*. Arlington, TX: Future Horizons.

Gray, C. (2000). *The new social story book* (Illus. ed.). Arlington, TX: Future Horizons.

Henault, I., & Attwood, T. (2005). *Asperger's syndrome and sexuality: From adolescence through adulthood*. Philadelphia: Jessica Kingsley.

Moor, J. (2008). *Playing, laughing and learning with children on the autism spectrum: A practical resource of play ideas for parents and carers*. Philadelphia: Jessica Kingsley.

Tashie, C., Shapiro-Barnard, S., & Rossetti, Z. (2006). *Seeing the charade: What we need to do and undo to make friendships happen*. Nottingham, UK: Inclusive Solutions.

・教與學・

Arwood, E. L., & Kaulitz, C. (2007). *Learning with a visual brain in an auditory world: Visual language strategies for individuals with autism spectrum disorders*. Shawnee Mission, KS: Autism Asperger.

Bender, W. N. (2009). *Differentiating math instruction: Strategies that work for K–8 classrooms*. Thousand Oaks, CA: Corwin Press.

Buchen, I. (2004). *Parents' guide to student success*. Lanham, MD: Scarecrow Education.

Cohen, M. J., & Sloan, D. L. (2007). *Visual supports for people with autism: A guide for parents and professionals*. Bethesda, MD: Woodbine House.

Dyrbjerg, P., & Vedel, M. (2007). *Everyday education: Visual support for children with autism*. Philadelphia: Jessica Kingsley.

Erickson, K., & Koppenhaver, D. (2007). *Children with disabilities: Reading and writing the four-blocks way.®* Greensboro, NC: Carson-Dellosa.

Feldman, J. (1995). *Transition time: Let's do something different.* Beltsville, MD: Gryphon House.

Gregory, G. (2005). *Differentiating instruction with style: Aligning teacher and learner intelligences for maximum achievement.* Thousand Oaks, CA: Corwin Press.

Kluth, P., & Chandler-Olcott, K. (2008). *"A land we can share": Teaching literacy to students with autism.* Baltimore: Paul H. Brookes.

Palmer, A. (2005). *Realizing the college dream with autism or Asperger syndrome: A parent's guide to student success.* Philadelphia: Jessica Kingsley.

Savner, J. L., & Myles, B. S. (2000). *Making visual supports work in the home and community: Strategies for individuals with autism and Asperger syndrome.* Shawnee Mission, KS: Autism Asperger.

Smith, S. (2000). *The power of the arts: Creative strategies for teaching exceptional learners.* Baltimore: Paul H. Brookes.

Udvari-Solner, A., & Kluth, P. (2008). *Joyful learning: Active and collaborative learning in the inclusive classroom.* Thousand Oaks, CA: Corwin Press.

5.3 網站推薦

・自閉症・

■自閉症接納專案（The Autism Acceptance Project）

www.taaproject.com

「自閉症接納專案」的目標為向大眾宣導關於自閉症、不同於以往的積極觀，「建立具寬容性與接受性的社區」。網站內容極為豐富多元，提供自閉症族群撰寫的文章、作品、故事、研討會資訊及一位自閉症光譜孩童之母親 EstéAe Klar-Wolfond 所撰寫的部落格。

■Autistics.org

www.autistics.org

本網站提供豐富的資源，可透過自閉症光譜族群的觀點，學習瞭解自閉症和亞斯伯格症候群。含有許多針對自閉症或相關疾病標籤的短篇小品、討論區及部落格空間。

■頌揚自閉症家長（Celebrating Autistic Parents）

cap.autistics.org

以展現自閉症光譜族群家長之能力與需求所設計的網站，凸顯此族群的經驗。

■Neurodiversity.com

www.neurodiversity.com

此入口網站係由一位自閉症光譜孩童的家長所建置，旨在「協助降低自閉症孩童和成人所經歷的苦難，亦即在許多生活層面常需面對的特殊挑戰，以及他人不切實際之期許所帶來的艱辛挑戰。」

■積極的自閉症（Positively Autism）

www.positivelyautism.com

「積極的自閉症」是讚揚「自閉症光譜開朗面」的免費電子雜誌。

‧自閉症自我倡議‧

■大腦之王（Brain King）

www.imanaspie.com

此網站隸屬於領有社工員執照的自閉症光譜成人，專精於協助具自閉症診斷標籤的孩童和成人，且對每位自閉症光譜族群及關愛或支持自閉症光譜族群者，均極具吸引力。

■Wendy Lawson

www.mugsy.org/wendy

Wendy Lawson 是幾本書籍、一篇詩文的作者，也是一位節目主持人。網站內容涵蓋她的許多文章、演說與訪談內容。

■Temple Grandin

www.templegrandin.com

Grandin 或許是全球最負盛名的自閉症女士，她架設的網站提供許多過去的訪談及文章，並提供即將進行的演講清單。

■Lars Perner

www.delightfulreflections.blogspot.com

在可愛的部落格中，Perner 不僅評論自閉症光譜，討論的議題亦涵蓋行銷、消費者行為及教育。

■John Elder Robison

www.jerobison.blogspot.com

此部落格會定期更新，且常會提供插圖說明，涵蓋的主題相當廣泛，例如何謂聰明、個人魅力，以及如何從其他自閉症光譜族群進行學習。

■Stephen Shore

www.autismasperger.net

Shore 是自閉症和亞斯伯格症候群領域最好的講者之一，他提供許多簡明易懂且幽默詼諧的教材。身為自閉症者、教師及教授，他從許多寶貴的觀點提供洞見。請前往本網站，對其生活、經驗及許多著作將可以有更多的瞭解。

■Sarah Stup

www.sarahstup.com

精心規劃的網站，以這位年輕藝術家的詩詞及小品為特色。

■Daniel Tammet

www.optimnem.co.uk

Tammet 是知名書籍《誕生於憂鬱日子》（*Born on a Blue Day*）的作者，網站不僅提供關於其生活、藝術及寫作的資訊，同時提供學習西班牙文及法文的班級和教材。

■Donna Williams

www.donnawilliams.net

身為四本自傳及四本教科書的作者，Williams 是第一個向世界分享自閉症生活故事的人。網站內容可連結至其部落格、網路廣播及 YouTube 上的影片。

・行為・

■憐憫之心（A compassionate Heart）

www.acompassionateheart.com

「憐憫之心」提供支持給因為創傷、心智障礙或轉銜而出現挑戰行為的個體。本網站蒐集許多文章、有用的連結、工作坊時間表、活動行事曆、部落格、論壇、全國資源中心指南。

■禮貌雕塑（Crafting Gentleness）

www.craftinggentleness.org

「禮貌雕塑」是在個人生活、工作及社區中，練習禮貌所不可或缺的網站。我們認為「有用的思維」尤其有助於教導和支持自閉症光譜族群。

■以個人為中心的教育計畫網站（Person-Centered Planning Education Site）

www.ilr.cornell.edu/edi/pcp

本網站著重以個人為中心的計畫，也就是讓障礙人士能自我選擇，並在生活中擁有決定權。本網站檢視計畫的過程，並針對此主題提供自修課程、讀物及有用的連結。

■想像力諮商（Imagine Consulting）（David Pitonyak 的網站）

www.dimagine.com

Pitonyak 的網站具有許多敏銳且有用的文章，提供重度障礙學生支持，以及與行為有關的豐富資訊。

■禮貌教學（Gentle Teaching）

www.gentleteaching.com

「禮貌教學」網站著重學校應培養憐憫心、禮貌以及敏銳的支持。尤其有助於提供服務給具嚴重挑戰行為之學生的服務提供者。

・溝通・

■核心溝通夥伴（Core Communication Partners）

www.darlenehanson.com

由言語及語言病理學家 Darlene Hanson 所架設，本網站提供新聞消息、多種有用的表單，及供貨商和其他資源的網站連結。網站所涵蓋的主題從建構溝通能力、重視你的溝通夥伴到新技巧的學習等。

■你我互溝通（Everyone Communicates）

www.everyonecommunicates.org

本網站專為「仍在等候更有效率之溝通媒介」的人士所設計。「你我互溝通」的一個特殊任務為提供使用擴大性和替代性溝通方法之個體的作品及故事。

■融合學會與溝通促進學會（The Inclusion Institutes and the Facilitated Communication Institute）

www.inclusioninstitutes.org/fci

本團體負責研究、公共教育、訓練及學術研討會的進行。網站包含許多由自閉症人士撰寫的短文，主題遍及自閉症的生活、溝通需求到社會關係等。

■簡化科技（Simplified Technology）（Linda Burkhart 的網站）

www.lburkhart.com

本網站提供許多「自己動手做」的概念。Burkhart 提供清楚的指引，例如教導你如何自製發話按鈕（talking switch）。也提供許多有幫助的資料，且特別著重於光譜上的學生。

・家庭・

■Alyson Beytien

www.alysonbeytien.com

Beytien 是全球著名的公眾演說者，同時也是三位自閉症孩童的母親。本網站提供相關的諮詢資訊，以及上百種相關網站及資源的連結。

■JaynaGirl 網站

http://jaynagirl.cwd-cragin.com

本網站是由一位自閉症光譜女孩的父親所架設，提供關於自閉症、注意力不足過動症（ADHD）和妥瑞症候群的訊息。

■Kristi Sakai

www.kristisakai.net

這位母親、作者與演說家，育有三位自閉症光譜孩童。部落格是本網站的核心，值得定期前往尋寶。你也可下載她的某些簡報，並瀏覽演講行程。

■Lianne Holliday Willey

www.aspie.com

Holliday Willey 不僅是一位有天賦的作家與演說家，也是自閉症光譜成人及年輕族群的倡議者。身為「Aspie」的家長，本身也是自閉症光譜族群的一員，Willey 以其一生的經驗為基礎，提供文章與想法。

・融合・

■廣泛接觸訓練與資源（Broadreach Training and Resources）

www.normemma.com

本網站是由兩位曾參與融合教育運動的諮商人員與教育家——Norman Kunc 和 Emma Van der Klift 所架設。可前往網站收聽關於融合教育的專訪、學者的文章及專業發展的資訊。

■建立理想的生活（Creating Ideal Lives）

www.ideallives.com

以家長為中心的網站，提供有關融合及家庭生活的資源。註冊即可免費訂閱 60 秒的電子訊息通知。

■融合：讓學校成為充滿關愛的社群（Inclusion: School as a Caring Community）

www.ualberta.ca/~jpdasddc/inclusion/schoolcaring/intro.htm

極佳的網站，提供由一般教師及特教老師撰寫的許多短文。老師在網站上分享有關各種事務的心得，從課程調整到建立提供行為障礙學生支持的融合學校。對高中教師尤其有幫助。

■融合方案（Inclusive Solutions）

www.inclusive-solutions.com

每位老師都可在網站上找到一些有用、有趣或激勵人心的資訊，包括短文、短片、插圖、照片、訓練理念、推薦書籍、講師及工作坊。並有許多利用心智圖及圖解說明的詳盡範例，促進融合經驗的規劃。

■Patrick Schwarz 的網站（Patrick Schwarz's Web site）

www.patrickschwarz.com

Schwarz 的網站提供融合教育的定義、推薦「全民識字」（literacy for all）及有用的連結清單。

■Paula Kluth的網站（Paula Kluth's Web site）

www.paulakluth.com

本網站提供許多關於自閉症、融合學校、教與學、識字教學的免費文章，可用於人員培訓或在學校激勵創新實務。

■尊重多樣化網站（Respect Diversity Web site）

www.respectdiversity.org

尊重多樣化基金會（Respect Diversity Foundation）是一個免稅型的非營利組織，成立目的為「幫助各年齡層的族群享有成功的生活，在多樣性漸增的社會中學習與工作」。此特殊團體和網站可作為對社會正義、融合、尊重人類差異性感到興趣之任何族群或個人一個蒐集資訊的場域。

·感覺與動作差異·

■國際大腦體操館（BrainGym International）

www.braingym.org

「大腦體操館」是透過運動促進生活與學習的全球性網站。本團體及網站的任務為幫助孩童與成人更迅速、有效地進行學習、更專注且更具組織性，以及克服面臨的挑戰。

■Miss Kelly OT（Kelly Redd 的網站）

www.misskellyot.com

前往此網站可找到強化手部力量的訣竅、適合之玩具及遊戲的建議，以及寫字問題的處置概念。

■凸槌的孩子（The Out-of-Sync Child）

www.out-of-sync-child.com

與同名的暢銷書一樣，本網站針對感覺障礙孩童提供支持資訊，並提供豐富的資源庫。在網站上亦可找到關於 Carol Stock Kranowitz 的書籍資訊。

■樂在感覺（Sensory Fun）

www.sensoryfun.com

從母親的觀點瞭解感覺問題。在網站上可找到某個家庭以有趣之孩童活動處理感覺障礙的故事。

·教與學·

■資源中心（The Access Center）

www.k8accesscenter.org/index.php

「資源中心」是由美國教育部特殊教育計畫辦公室（Office of Special Education Programs）所贊助的全國技術支援中心。任務為改善障礙學童的小學與中學教育成果。

■CAST

www.cast.org

CAST 是一個非營利組織，透過研發具創新性與技術性的教育資源和策略，致力於擴增所有人的學習機會，尤其是障礙者。

■眾人之力（Power of Two）

www.powerof2.org

本網站係由特殊教育計畫辦公室贊助，特別致力於協助學校推動協同教學模式（collaborative models）。提供的線上訓練課程尤其有用。

■讀、寫、思考（Read, Write, Think）

www.readwritethink.org

本網站是由 NCTE 與 IRA 合作架設。透過線上內容，在閱讀和語言藝術中強調最高品質的實務運作與資源。針對所有年齡層的學生，提供豐富的免費課程、教材及活動。

■教師優先（TeachersFirst）

http://teachersfirst.com/matrix.cfm

「教師優先」網站針對各種主題以及障礙學童之需求，提供上千種概念。瀏覽特殊教育連結與各種主題領域，可以為你的學生尋求概念。

·社會技巧與支持·

■Dennis Debbaudt 的自閉症風險及安全性管理（Dennis Debbaudt's Autism Risk and Safety Management）

http://autismriskmanagement.com/links.html

此獨特且重要的網站應列入每位教師、警察及家長的最愛網站。本網站提供出版品、網站連結、安全維護產品及相關資訊給自閉症人士和愛他們與支持他們的人。

■Pacer 中心的孩童反霸凌（Pacer Center's Kids Against Bullying）

www.pacerkidsagainstbullying.org

賦予孩童營造社群、相互支持、建立更安全之校園環境的權利。

■社交技巧訓練（Social Skills Training）

www.socialskillstraining.org

此網站強調教導孩童與青少年社交技巧的策略。

■Laura Candler 的教學資源（Teaching Resources from the Desk of Laura Candler）

www.lauracandler.com/socialsk.htm

雖然並非專門針對自閉症學生，此網站提供在校園中教導社交技巧的逐步引導。請同時查看 Candler 對於建構充滿關愛之教室的訣竅。

5.4 廠商推薦

‧溝通‧

■Ablenet

www.ablenetinc.com

(800) 322-0956 或 (612) 379-0956

在此網站上可找到溝通裝置、按鍵及多種電腦輔具產品（例如改造鍵盤）。

■Attainment Company

www.attainmentcompany.com

(800) 327-4269

Attainment 提供多種溝通支持產品，包括單一訊息發話器（single message talkers）、多訊息發話器（multiple message talkers）、溝通本（communication books）、語音相本（talking photo albums）。

■Don Johnston, Inc.

www.donjohnston.com

(800) 999-4660 或 (847) 740-0749

大多數障礙學生的老師都相當熟悉此公司，專門銷售支持閱讀、書寫、拼音、溝通的科技產品。

■Dynavox Systems LLC

www.dynavoxsys.com

(800) 344-1778

Dynavox Systems 提供許多產品給具言語、語言及學習障礙的人士使用。一些最受歡迎的產品包括 DynaVox、Dynamite、DynaWrite、Lightwriter（輕便型文字輸入器）、裝置設備等。

■Frame Technologies

www.frame-tech.com

(414) 869-2979

在本網站上，你可找到從簡單到複雜之各種價格的語音輸出溝通輔具（例如 Voice-in-a Box、TalkPad）。

■Mayer-Johnson Co.

www.mayer-johnson.com

(800) 588-4548

這是溝通軟體、溝通符號庫（symbol sets）、視覺教材、書籍和影帶的必備網站。Boardmaker（中文溝通圖文軟體系統）的所有教材均可在本網站找到。

・融合教育・

■Disability Is Natural

www.disabilityisnatural.com

Disability is Natural 致力於對障礙及差異提倡正面的新印象與概念。提供許多短篇的免費文章，以及與以人為主的語言和融合教育有關的產品。

■Inclusion Press

www.inclusion.com

前往本網站可找到激勵人心的故事以及與融合有關的 DVD、海報及書籍。

■The Nth Degree

www.thenthdegree.com

這是本書作者最喜愛的網站之一，包含大量與障礙者權利有關的文章以及有趣的產品，包括汽車保險桿上的貼紙、T 恤與別針。

·感覺與動作功能差異·

■Pocket Full of Therapy

www.pfot.com

在本網站你可找到滿足職能治療師所有需求的東西，包括改造剪刀、傾斜板、座墊、遊戲、觸控面板和軟體。

■Sensory Comfort

www.sensorycomfort.com

Sensory Comfort 提供產品給具感覺處理功能差異的孩童與成人（例如無縫襪和觸覺毛巾）。

■Therapy Works, Inc.

www.alertprogram.com

前往本網站學習如何支持孩童、教師、家長及治療師，選擇適當策略去改變或維持警覺狀態。孩童可學習瞭解「本身的精力來源及運作方式」，並運用策略幫助自己克服這些挑戰。

■Weighted Wearables

www.weightedwearables.com

如名稱所示，本網站提供增加重量的改造產品（例如「放在大腿上的重量毯」和「重量背心」），可促進本體覺的回饋並增加姿勢穩定性與注意力長度。

·社會支持·

■The Gray Center for Social Learning and Understanding

www.thegraycenter.org

Gray Center 致力於「改善雙方對社會平等（social equation）的瞭解」，幫助自閉症光譜族群與生活及職場中的人們更成功地進行溝通與互動。商店中的產品包括關於 Carol Gray's Social Stories™ 方法的書籍和影片。

■Model Me Kids

www.modelmekids.com

本網站提供教導社交技巧的角色示範 DVD。

· 教與學 ·

■Creative Communicating

www.creativecommunicating.com

(435) 645-7737

Creative Communicating 提供 Storytime 系列產品、教師資源手冊、影帶、戲偶、軟體程式、改造設備及線上課程。

■Enabling Devices

www.enablingdevices.com

(800) 832-8697

本網站提供多種嶄新的改造玩具和開關按鍵（例如以開關啟動的填充玩具，及圓而色彩鮮豔的開關）。

■IntelliTools

www.intellitools.com

(800) 899-6687

本公司提供多種輔助科技產品，包括受歡迎的 IntelliKeys——具身體、視覺或認知功能障礙而無法使用標準鍵盤之患者的替代性鍵盤。

■Slater Software, Inc.

www.slatersoftware.com

(877) 306-6968

你可在 Slater Software 網站找到圖形編輯軟體及應用程式（例如 Read and Tell），並可免費下載課程計畫。

■Turning Point Therapy and Technology, Inc.

www.turningpointtechnology.com

(877) 608-9812

此虛擬商店提供許多產品，從大螢幕計算機、環境控制系統到低科技溝通板和書籍都有。

5.5 組織推薦

■The ARC

www.thearc.org

The Arc 是全球最大的智能及發展障礙者之社區型組織，提供家庭及個案許多服務及支持。

■Autism National Committee（**自閉症全國總會**）

www.autcom.org

Autism National Committee 透過見解分享與積極策略，致力於所有自閉症族群的社會公平性。此團體並不提供任何直接服務，但會定期贊助會議、原始著作出版，並與其他團體建立夥伴關係以支持人權活動。網站提供連結、會議資訊，以及主題涵蓋虐待、使用嫌惡方法到融合教育的許多文章及論點。

■Autism Network International（**自閉症全球網**）

http://ani.autistics.org

Autism Network International 是由自閉症人士經營的自助型組織，並為自閉症族群倡導權益。網站提供許多由自閉症和亞斯伯格症候群患者所撰寫的文章，並可連結至許多由自閉症光譜族群所建置的個人網站。此團體並提供 AUTREAT 贊助——由自閉症族群運作，針對自閉症族群及其友人所辦理的夏／冬令營活動會議。

■Autism Society of America（**美國自閉症協會**）

www.autism-society.org

Autism Society of America 是一個民間組織，旨在提升大眾對自閉症光譜族群每日面對之問題的瞭解度、提倡自閉症光譜族群一生所需的適當服務，並提供最新的治療、教育、研究及倡議資訊。網站提供大量資訊給家庭、照護者及其他人。你可找到每日訣竅、如何與當地社群建立連結的相關資訊和自閉症新知，同時提供西班牙文教材。

■Autism Speaks（自閉症之聲）

www.autismspeaks.org/index.php

Autism Speaks 是致力於贊助研究與提升大眾對自閉症之瞭解的團體。網站提供許多可下載的資源。尤其是 School Community Tool Kit（學校社群工具包），提供融合自閉症學生的相關文章及影片（包括討論融合學校的 Kluth 短片）。工具包含有給公車駕駛、駐警及學校其他工作人員的特殊訣竅。

■CAUSE

www.causeonline.org

Citizens Alliance to Uphold Special Education（CAUSE，倡議特殊教育的公民結盟），旨在保護與倡議身障學生的教育權。

■Closing the Gap（彌補缺口）

www.closingthegap.com

Closing the Gap 提供家長與教師尋找、比較及使用輔助科技時，所需要的資訊和訓練。透過國際年會、雜誌和網站，提供障礙者及服務提供者最新資訊及訓練課程。

■PEAK Parent Center（PEAK 家長中心）

www.peakparent.org

PEAK 的任務為提供所有障礙者訓練、資訊及科技輔具，並提供家庭策略，成功為孩童倡議。PEAK 透過服務提供家庭與他人協助，例如熱線電話、工作坊、研討會議及網站。

■PACER Center, Inc.（PACER 中心）

www.pacer.org

PACER Center 的任務為擴展障礙孩童及年輕成人和其家庭的機會，與提升生活品質，尤其著重於「家長互助」。

■TASH

www.tash.org

TASH 是國際性的會員組織，透過研究、教育及倡議，領導融合社區的發展。普遍而言，TASH 的成員包括障礙者、家屬、一般民眾、倡議者及專業人員。

參考文獻

Crimmens, P. (2006). *Drama therapy and storymaking in special education*. Philadelphia: Jessica Kinglsey.

Donnellan, A. (1984). The criterion of the least dangerous assumption. *Behavioral Disorders*, 9, 141–150.

Donnellan, A., & Leary, M. (1995). *Movement differences and diversity in autism/mental retardation: Appreciating and accommodating people with communication and behavior challenges*. Madison, WI: DRI Press.

Durand, V. M. (2008). *Helping parents with challenging children*. New York: Oxford University Press.

Grandin, T. (2002). Teaching tips for children and adults with autism. Retrieved March 15, 2009, from www.autism.org/temple/tips.html.

Harmin, M. (1995). Inspire active learning. Edwardsville, IL: Inspiring Strategy Institute.

Hippler, K., & Klicpera, C. (2004). A retrospective analysis of the clinical case records of "autistic psychopaths" diagnosed by Hans Asperger and his team at the University Children's Hospital, Vienna. In U. Frith & E. Hill (Eds.), *Autism: Mind and brain*. Oxford, U.K.: Oxford University Press.

Individuals with Disabilities Education act (IDEA) Data. Number of children served under IDEA Part B by disability and age group, 2006 [retrieved January, 2009]. Available at: https://www.ideadata.org/arc_toc8.asp#partbcc.

Mercier, C., Mottron, L., & Belleville, S. (2000). Psychosocial study on restricted interest in high-functioning persons with pervasive developmental disorders. *Autism*, 4, 406–425.

Leary, M. R., & Hill, D. A. (1996). Moving on: Autism and movement disturbance. *Mental Retardation*, 34(1), 39–53.

Robison, J. E. (2007). *Look me in the eye: My life with Asperger's*. New York: Crown.

Sellin, B. (1995). *I don't want to be inside me anymore*. New York: BasicBooks.
Shore, S., & Willey, L. H. (2004). *Ask and tell: Self-advocacy and disclosure for people on the autism spectrum*. Shawnee Mission, KS: Autism Asperger.
Williams, D. (1996). *Autism: An inside-out approach*. Philadelphia: Jessica Kingsley.

國家圖書館出版品預行編目（CIP）資料

自閉症檢核手冊：家長與教師實用指南／Paula Kluth, John Shouse 著；陳威勝, 陳芝萍譯. -- 初版. -- 臺北市：心理, 2012.1
面； 公分. --（障礙教育系列；63108）
譯自：The autism checklist: a practical reference for parents and teachers, 1st ed.

ISBN 978-986-191-477-0（平裝）

1. 自閉症 2. 特殊教育

415.988 100021459

障礙教育系列 63108

自閉症檢核手冊：家長與教師實用指南

作　　者：Paula Kluth & John Shouse
譯　　者：陳威勝、陳芝萍
執行編輯：陳文玲
總 編 輯：林敬堯
發 行 人：洪有義
出 版 者：心理出版社股份有限公司
地　　址：台北市大安區和平東路一段 180 號 7 樓
電　　話：(02)23671490
傳　　真：(02)23671457
郵撥帳號：19293172 心理出版社股份有限公司
網　　址：http://www.psy.com.tw
電子信箱：psychoco@ms15.hinet.net
駐美代表：Lisa Wu（Tel：973 546-5845）
排 版 者：菩薩蠻數位文化有限公司
印 刷 者：正恒實業有限公司
初版一刷：2012 年 1 月
初版二刷：2015 年 1 月
I S B N：978-986-191-477-0
定　　價：新台幣 250 元